实用危重症临床治疗技术

贺文成 吴金平 朱贤媛 付炜 文生松 房建婷 主编

上海大学出版社

图书在版编目（CIP）数据

实用危重症临床治疗技术 / 贺文成等主编. -- 上海 : 上海大学出版社, 2024. 12. -- ISBN 978-7-5671-5175-8

Ⅰ. R459.7

中国国家版本馆CIP数据核字第2025H1F576号

责任编辑　陈　强

封面设计　品雅传媒

技术编辑　金　鑫　钱宇坤

实用危重症临床治疗技术

贺文成　吴金平　朱贤嫒　付　炜　文生松　房建婷　主编

上海大学出版社出版发行

（上海市上大路99号　邮政编码200444）

（https://www.shupress.cn　发行热线 021-66135112）

出版人　余　洋

*

山东品雅文化传媒有限公司排版

上海华业装璜印刷厂有限公司印刷　各地新华书店经销

开本 710mm × 1000mm　1/16　印张 8.5　字数 154 千

2024年12月第1版　2025年4月第1次印刷

ISBN 978-7-5671-5175-8/R·97　　定价：98.00 元

编　委　会

主　编　贺文成　萍乡市人民医院

吴金平　粤北人民医院

朱贤嫒　青州市人民医院

付　炜　南昌大学第二附属医院

文生松　唐河县人民医院

房建婷　临沂市人民医院

副主编　卢荣鑫　江苏省人民医院（南京医科大学第一附属医院）

王　淼　锦州医科大学附属第一医院

李　泽　吉林省中医药科学院第一医院

马红丽　北华大学附属医院

周树岩　哈尔滨医科大学附属第四医院

许潇宇　伊犁哈萨克自治州奎屯医院

刘　风　中国人民解放军北部战区总医院

马　宁　哈尔滨医科大学附属第一医院

刘　霑　永州市中心医院

姚　平　湘西土家族苗族自治州人民医院

编　委　张敬柱　中国人民解放军东部战区总医院

前　言

急危重症医学是现代基础医学、现代临床医学和现代医用科学技术的结合部，其任务是运用最新的研究成果和医学观念、先进的医用设备和技术对急危重病人提供最得力的医疗和护理。因此，建立规范化的诊疗方案有助于改善我们的医疗服务。

本书系统地介绍了急危重症领域诊疗方面的问题，对各类急危重症的诊疗及监测等方面进行了阐述，包括EICU重症感染与抗菌药物应用、重症感染、基础气道管理、中毒、神经系统急危重症、呼吸系统急危重症、循环系统急危重症、消化系统急危重症、内分泌系统急危重症等内容。全书注重体现基本知识、基本理论、基本技能，注重思想性、科学性、创新性、启发性和先进性，密切结合临床实际，希望能满足各级医院诊疗之需，对临床急危重症专业医师及其他相关专业医务人员，在进一步提高疾病的诊治水平上有所帮助。

由于编者水平有限，书中疏漏和错误之处在所难免，恳请广大读者提出宝贵意见和建议，以便再版时修订。

编　者

2024年10月

目 录

第一章

重症感染

第一节　导管相关性感染

在 ICU 中，血管内置管是普遍且不可或缺的治疗手段，多种形式的导管成为血流动力学监测、静脉输液及静脉营养支持的主要途径，但是，随之产生的导管相关并发症亦日益突出。导管相关性感染（catheter-related infection，CRI）及导管相关性血流感染（catheter-related blood stream infection，CRBSI）是 ICU 患者院内感染中常见的感染之一，是导致住院患者出现重症感染及死亡的常见原因之一。

一、流行病学

在美国，每年有约 25 万名患者发生院内获得性直流感染，其中约 90%以上是由于血管内导管感染所致。使用血管内装置相关的感染占所有院内感染的 10%~20%。欧洲重症监护感染流行病学调查报告报道，在 1 417 个 ICU 单位的 10 038 位患者中，血液感染占 12%。美国 ICU 中每年约 8 万名患者出现导管相关性血流感染，使住院患者病死率增加 30%。导管相关性感染不仅威胁着患者的安全，并且增加了住院时间及治疗费用。导管相关性感染主要有以下几种类型：

（1）导管病原菌定植。导管尖端、导管皮下节段或体外端定量培养微生物生长超过 15 个菌落形成单位（colony-forming units，CFU）。

（2）导管出口部位感染。指导管出口 2cm 内出现红斑或硬结，不伴随血流感染，也无局部化脓。

3. 静脉炎。指沿着插入导管的静脉出现的硬结、红斑、热、痛、触痛。

4. 隧道感染。指导管出口部位沿导管隧道的触痛、红斑和（或）>2cm 的硬结，伴或不伴有血行感染。

5. 皮下囊感染。指完全置入血管内装置皮下囊内出现感染性积液，常有表面皮肤组织触痛、红斑和（或）硬结、自发的破裂或引流，或表面皮肤的坏死，可伴或不伴有血行感染。

6. 输液相关性血流感染。指从输注液和经皮肤采集的血标本培养出一致的微生物，无其他确定的传染源。

7. 导管相关血流感染。留置血管内装置的患者出现菌血症，经外周静脉抽取血液培养至少 1 次阳性结果，并与导管血培养结果一致，同时伴有感染的临床表现，且除导管外无其他明确的血行感染源，需除外继发于手术切口感染、腹腔内感染、院内获得性肺炎、泌尿系感染等所致的菌血症，可行导管尖端培养，结果为与血培养一致的病菌。

二、微生物学

革兰阳性菌是导管相关性感染最主要的病原菌。常见的致病菌有表皮葡萄球菌、凝固酶阴性葡萄球菌、金黄色葡萄球菌、肠球菌等。表皮葡萄球菌感染主要是由于皮肤污染所致，约占 CRBSI 的 30%。金黄色葡萄球菌曾是导管相关性血流感染最常见的病原菌，目前约占院内血行性感染的 13.4%，耐药万古霉素肠球菌感染的发生率也在增加。革兰阴性杆菌在导管相关性血流感染中亦有报道，主要有铜绿假单胞菌、鲍曼不动杆菌、嗜麦芽窄食单胞菌等，铜绿假单胞菌和阴沟杆菌在大面积烧伤患者中比较多见。随着广谱抗生素的应用逐渐增多，真菌在院内获得性血行感染中的比例逐渐增高。念珠菌引起的血行感染率为 5.8%，长期接受全肠外营养的患者，念珠菌感染的机会增加，在骨髓移植患者中可达到 11%。免疫低下患者，尤其是器官移植后接受免疫抑制药治疗者，还可发生曲霉菌感染。

三、危险因素

（1）导管的类型。研究显示不同类型的导管发生导管相关性血流感染的风险不一，外周静脉导管发生导管相关性血流感染的风险比中心静脉导管发生风险低，在中心静脉导管中，PICC 导致导管相关性血流感染的风险最低。另外，研究发现，无针血管内留置导管的使用使导管相关性血流感染发生的风险增高，可能跟全胃肠外营养、存在中心静脉导管隧道、多腔导管、频繁打开导管后盖有关。

（2）导管穿刺的部位。对于外周静脉导管，上肢较下肢发生局部感染及导管相关性血流感染的风险低，对于中心静脉导管，发生导管相关性感染的风险从高到低依次为：股静脉、颈内静脉、锁骨下静脉。所以，为降低导管相关性感染的风险，推荐锁骨下静脉穿刺作为危重症患者中心静脉置管或肺动脉导管留置的首选部位。

（3）操作者的技术相关。若操作者技术不佳，穿刺成功率低，多次穿刺，污染的机会增加，局部组织损伤、出血、血肿亦会增加导管相关性血流感染的风险。

（4）导管留置时间。导管留置时间长短是导管相关性血流感染的危险因素之一。研究表明，对于周围静脉置管时间超过 3～4 天，中心静脉导管留置时间，时间超过 6 天，肺动脉漂浮导管留置时间超过 4 天，动脉置管时间超过 3～4 天，将明显地增加导管相关性血流感染的风险。

（5）导管材料。导管材料对于促进血栓形成和微生物附着有重要作用，如聚氯乙烯导管的使用可增加血栓的形成，增加感染的发生，而硅胶和聚氨酯导管可减少导管相关性血流感染的发生率。

四、发病机制

（1）穿刺时感染。置管时，皮肤表面定植的细菌或操作者手上的细菌污染导管，随后引起局部或全身感染，病原菌直接入血或在皮内或皮下沿导管外壁移动入血。

（2）留置导管的患者，局部皮肤表面的致病菌经皮下隧道沿导管外表扩散至管尖入血。

（3）医务人员打开导管管口操作时，污染导管接头，细菌沿导管内壁扩散，引起管腔内表面定植、入血，长期留置导管的患者，这一致病机制较为常见。

（4）远处感染。病灶病原菌血源性播散，在导管上黏附定植而致病。

（5）输入原已污染的液体，经导管播散。

五、临床表现

（1）局部表现。即插管部位的炎症表现：红肿、硬结或有脓性液体渗出、触痛。为部分患者导管感染的首发表现，但是亦有患者无明显局部炎症反应，直接表现为菌血症反应。局部表现可以作为每日观察导管情况的指标之一。

（2）全身表现。发热（体温>38℃），寒战及低血压（收缩压≤90mmHg）、少尿（尿量<20mL/h）等感染性休克的表现。

（3）导管相关并发症。感染性心内膜炎、感染性血栓性静脉炎、骨髓炎和其他迁徙性病灶。

六、诊断

1. 导管培养

（1）如果怀疑患者存在，应该先留取血培养标本后拔出导管，并送检导管进行病原学监测，若患者不存在的症状和体征，无须对所有拔出的导管进行常规性病原学检查（A-Ⅱ）。

（2）对于中心静脉导管，应该对导管尖端进行病原学培养，而不是导管皮下潜行段（B-Ⅲ）。不推荐对导管尖端进行定性的肉汤培养（A-Ⅱ）。

（3）如果怀疑存在导管相关感染，并且穿刺点处有渗液或分泌物，应使用拭子取样送检病原学培养和革兰染色（B-Ⅲ）。

（4）对于短期留置的血管内导管，建议常规临床病原学检查（A-Ⅱ），对于长期留置的血管内导管，如果穿刺点和导管头半定量培养菌落计数均<15cfu/plate，考虑血管内导管不是血流感染的感染源（A-Ⅱ）。

2. 血培养

（1）在启动抗生素治疗前留取用于培养的血液标本（A-Ⅰ），若条件允许，应由专业的静脉穿刺小组来抽取血标本（A-Ⅱ）。

（2）经皮静脉穿刺取血时，应仔细消毒穿刺点皮肤，可以使用乙醇、碘酒或者氯己定溶液(>0.5%)，应保证消毒剂的风干时间，可减少血培养污染的发生（A-Ⅰ）。

（3）如果通过血管导管取血，应仔细清洁消毒导管端口，可以使用乙醇、碘酒或者氯己定溶液(>0.5%)，保证消毒剂风干时间，可减少血培养污染的发生（A-Ⅰ）。

（4）如果怀疑患者存在导管相关性血流感染，应在给予抗感染药物之前抽取双份血培养，1 份由血管内导管取，1 份由外周静脉取（A-Ⅱ）。

3. 导管病原菌定植

将 5cm 长导管尖端进行半定量培养，如果菌落计数超过 15cfu，可以判断导管尖端存在病原菌定植。对导管尖端进行定量肉汤培养时，如果菌落计数超过 10^2cfu，可以判断导管尖端存在病原菌定植(A-Ⅰ)。

4. 拟诊

（1）具有导管相关的严重感染表现，在拔出导管和适当抗生素治疗后症状消退。

（2）菌血症或真菌血症患者，有发热、寒战和（或）低血压等临床表现，且至少有 1 个血培养阴性（导管血或外周血均可），其结果为皮肤共生菌，但导管节段培养阴性，且无其他引起血行感染的证据。

具有以上任意 1 项者，不能除外导管为感染的来源。

5. 临床诊断

（1）具有严重感染的临床表现，并且导管头或导管节段的定量或半定量培养阳性，但血培养阴性，除了导管无其他感染来源可寻，并且在拔出导管 48 小时内未使用新的抗生素治疗，症状好转。

（2）菌血症或真菌血症患者，有发热、寒战和（或）低血压等临床表现，且至少 2 个血培养阳性（其中一个来自外周血），其结果为同一株皮肤共生菌(如类白喉、芽孢杆菌、凝固酶阴性葡萄球菌、念珠菌等)，但导管节段培养阴性，且无其他血行感染证据。

具备上述任意 1 项，可为导管相关性血流感染的临床诊断。

6. 确诊导管相关性血流感染的条件

（1）有 1 次半定量导管培养阳性（每导管节段≥15cfu）或定量导管培养阳

性（每导管节段≥1 000cfu），同时外周血与导管末端培养出同种微生物，可诊断为导管相关性血流感染。

（2）定量血培养时，导管血流培养结果是静脉血液培养结果的 3 倍或 3 倍以上可以确诊为导管相关性血流感染。

（3）中心静脉导管血培养阳性报警时间比外周静脉血液培养阳性报警时间早 2 小时或以上可以确诊为导管相关性血流感染。

（4）从导管和外周静脉同时抽血做定量血培养，两者菌落计数比（导管血：外周血）≥5 ∶ 1 可诊断为导管相关性血流感染。

（5）外周血和导管出口部位脓液培养均为阳性，并为同一株微生物，可诊断为导管相关性血流感染。

七、治疗

（一）血管内导管的处理

1. 拔除导管

（1）周围静脉留置导管，若考虑导管相关性血流感染，应立即拔除，并行导管血及外周血培养。

（2）在诊断导管相关性血流感染后，存在以下情况时，需立即拔除导管：严重脓毒症；血流动力学不稳定；心内膜炎或迁徙性感染的证据；由于化脓性血栓性静脉炎导致的脓性分泌物或红斑；敏感抗生素治疗 72 小时后仍然持续的菌血症。

（3）短期置管（置管时间<14 天）的患者在出现金黄色葡萄球菌、肠球菌、革兰阴性杆菌、真菌、分枝杆菌等的感染所致的导管相关性血流感染时需拔除血管内导管。

（4）长期置管患者（置管时间>14 天）导管相关性血流感染由金黄色葡萄球菌、铜绿假单胞菌、真菌以及分枝杆菌引起需拔除导管。

（5）无论长期或短期留置的血管内导管，如果致病微生物毒力很低但难以清除（如芽孢杆菌、微球菌属等），如果多次血培养为阳性（至少 1 次血标本经外周静脉抽取），排除血培养污染后，一般应该拔除导管。

（6）念珠菌导致的导管相关性菌血症时，建议拔除中心静脉导管。

2. 不拔导管的情况

（1）仅有发热的患者，如果直流动力学稳定，在缺少血流感染的证据以及没有血管内假体（如：人工瓣膜、起搏器或人工血管）存在时可不常规拔除血管内导管。

（2）患者单个血培养阳性，并且是血浆凝固酶阴性葡萄球菌，则需要再启动抗微生物治疗和（或）拔除导管前再分别从怀疑的导管和外周静脉抽取血液进行培养。

（二）抗生素治疗

1. 经验性治疗

初始抗生素治疗需根据患者疾病的严重程度，可能病原菌及当时、当地病原菌流行病学特征，进行经验性治疗。若考虑诊断导管相关性血流感染时：

（1）在既往调查研究中显示，葡萄球菌是导管相关性感染最常见的病原，且存在高耐药性，故在 MRSA 高度流行的单位，糖肽类抗菌药物应作为导管相关性血流感染的首选药物，推荐万古霉素作为经验性治疗药物。利奈唑胺不作为经验治疗的首选药物，例如患者只是怀疑存在导管相关性血流感染但尚未证实。

（2）怀疑患者存在导管相关性血流感染感染或者病情危重，患者留置股静脉导管，经验性抗感染治疗时，不仅要覆盖革兰阳性球菌，还应该考虑覆盖革兰阴性杆菌和念珠菌属（A-Ⅱ）。

（3）对可能存在革兰阴性杆菌感染进行经验治疗时，应根据本病房或者医院的细菌耐药情况选择抗菌药物种类，如：第四代头孢菌素、碳氢霉烯类或 β 内酰胺类加酶抑制药，必要时联用氨基糖苷类药物（A-Ⅱ）。

（4）若患者存在粒细胞缺乏、严重感染存在脓毒症症状等，考虑发生导管相关性血流感染，则需考虑存在多重耐药的革兰阴性菌（MDR）感染，或者患者已经定植了这些耐药菌，经验治疗时应该考虑联合用药，直至病原学结果回报，再根据病原学结果降阶梯治疗。

（5）若考虑导管相关性血流感染的患者存在以下任一危险因素时应该考虑患者可能存在血管内导管相关的念珠菌血症，应给予经验性抗真菌治疗：完全静脉营养，长期广谱抗生素的使用，血液系统恶性肿瘤、骨髓移植或器官移植患者，或多部位存在念珠菌属定植者。

（6）对拟诊血管内导管相关念珠菌血症患者进行经验性抗真菌治疗时，建议使用棘白菌素类药物，对于存在以下情况时可以使用氟康唑进行经验治疗。患者既往3个月内没有接触过三唑类药物，本医疗单位克柔念珠菌、光滑念珠菌感染发病率很低。

2. 目标性治疗

导管相关性血流感染一旦确诊，病原微生物明确后，应根据病原菌及药敏结果调整抗生素，使经验性治疗迅速转为目标性治疗。目标性抗菌药物治疗可进一步提高导管相关感染的治疗成功率。

治疗疗程取决于感染的严重程度，是否发生严重并发症及病原菌的种类。

（1）对于病情轻的导管相关性血流感染患者，在拔除导管和恰当的抗生素治疗后血培养迅速转阴者，整个治疗疗程10~14天（疗程计算从阴性血培养结果得到的第1天开始计算）。

（2）若拔除导管后72小时以上仍持续存在菌血症表现的患者，疗程应持续4~6周。

（3）对于出现了菌血症相关并发症的导管相关性血流感染患者，如化脓性血栓性静脉炎、心内膜炎、骨髓炎、迁徙性感染等，治疗疗程需与感染的种类相关，一般4~6周，骨髓炎患者，需要治疗6~8周。

（4）置入隧道式深静脉导管或置入装置的患者并发导管相关感染，如表现为隧道感染或者置入口脓肿，需要移除导管和置入装置，并且进行7~10天的抗菌药物治疗。

（5）凝固酶阴性葡萄球菌致病力相对偏低（如：表皮葡萄球菌、腐生葡萄球菌），单纯拔管后感染有可能得到控制，但多数专家仍建议抗菌治疗5~7天。对于长期置管患者，发生导管相关性感染时，若病原菌为凝固酶阴性葡萄球菌，而且全身情况相对稳定时，可暂不拔管，全身抗菌药物应用的同时联合局部抗菌药物“封闭”治疗。

（6）金黄色葡萄球菌导致的导管相关性血流感染，在拔除导管后应使用敏感抗菌药物治疗至少2周。甲氧西林敏感的金黄色葡萄球菌（MSSA）所致导管相关性血流感染应根据药敏选择耐酶的青霉素或头孢菌素类，耐甲氧西林金黄色葡萄球菌（MRSA）导致的导管相关性血流感染可选择糖肽类或利奈唑胺。

（7）肠球菌感染导致的导管相关性血流感染，一般在拔除导管后必须使用敏感抗生素治疗 7~14 天。

（8）一旦确诊为念珠菌所致导管相关性血流感染，应立即进行抗真菌治疗，疗程至临床症状消失和血培养最后一次阳性后 2 周。

（9）危重患者，怀疑存在导管相关性血流感染，且近期发现存在 MDR 阴性菌定植，经验治疗时应该使用两种不同作用机制的抗阴性菌药物，待病原学结果回报后，可实施降阶梯治疗，改为敏感单药治疗。

（三）抗生素药物封管治疗

抗生素封管的治疗方法不能单独应用于导管相关性血流感染的治疗，仅作为全身抗感染治疗的辅助治疗方法，两种治疗方法的疗程均为 7~14 天。抗菌药物封管的药液的给药间隔通常不应超过 48 小时，如果导管相关性血流感染的致病菌时金黄色葡萄球菌和念珠菌属时，应拔出导管，不推荐使用抗生素封管。使用万古霉素封管时，万古霉素药液浓度应达到致病菌 MIC 值的 1 000 倍以上。

八、预防

（1）培训与管理。建立专业化、固定的医护队伍，持续对医护人员进行导管相关操作的培训与质量控制。

（2）置管及护理，根据病情与治疗需要、操作熟练程度、相关导管并发症的多少来确定导管置管位置。不建议定期更换静脉导管，如果怀疑有污染，应随时更换。

（3）全身抗生素预防无预防优势，局部抗生素软膏预防可能增加念珠菌感染的风险，不常规推荐抗生素涂层导管。

（4）进行导管操作时，严格无菌操作，血管内导管置管和局部换药室的皮肤消毒，宜选择 2%氯己定或 1%~2%碘酊，建议使用半透明敷料。

（5）紧急导管置管，若无严格无菌操作，导管留置时间不宜超过 48 小时。

第二节　中枢神经系统感染

中枢神经系统感染是指各种病原微生物，包括病毒、细菌、真菌、螺旋体、寄生虫、立克次体和朊病毒等侵犯中枢神经系统实质、被膜和血管等，从而导致的急慢性炎症性（或非炎症性）疾病。

根据起病急缓及病程特点可分为急性、亚急性和慢性感染。根据感染部位分为：①脑炎、脊髓炎或脑脊髓炎；②脑膜炎、脊膜炎或脑脊膜炎；③脑膜脑炎。根据特异性致病因子不同，分为病毒性脑炎、细菌性脑膜炎、真菌性脑膜炎和脑寄生虫病。

一、微生物学及感染途径

1. 病毒

可分为 DNA 病毒和 RNA 病毒两大类。前者包括单纯疱疹病毒、水痘–带状疱疹病毒、巨细胞病毒等；后者包括脊髓灰质炎病毒、柯萨奇病毒等。目前，中枢神经系统病毒感染以病毒性脑炎为主，80%患者由肠道病毒引起。非流行脑炎中以单纯疱疹病毒脑炎（HSE）最常见，大样本推测 HSE 的年发病率为 2/100 万~4/100 万，占所有脑炎的 2%~19%。巨细胞病毒感染引起的脑炎多继发于肾移植、应用免疫抑制药或 HIV 患者。流行性腮腺炎常并发脑炎，少数可并发急性小脑共济失调。

2. 可传染性朊病毒

研究发现，朊病毒致病因子不是病毒，而是异常朊蛋白，朊蛋白是正常神经细胞膜的组成成分，其异常变构可引起朊蛋白病。

3. 细菌

（1）引起脑膜炎的细菌：脑膜炎双球菌、肺炎球菌等。

（2）引起中毒性脑病的细菌：伤寒杆菌、百日咳杆菌等。

化脓性脑膜炎常见病原菌种类与患者的年龄和发病季节有关，美国疾病控制中心调查认为流感杆菌是最常见的化脓性脑膜炎的感染源，约占 45%，其他有肺炎球菌占 18%，脑膜炎双球菌 14%。新生儿（<1 个月）以 B 族链球菌为

主（如缺乳链球菌）；婴幼儿（1个月至4岁）以流感杆菌为多；儿童及一般成年人则以肺炎球菌及脑膜炎双球菌较多。结核性脑膜炎的发病率近年有回升趋势。

4. 真菌

新型隐球菌、曲霉菌、白念珠菌、非白念珠菌等。新型隐球菌多由肺部病灶进入脑内，造成脑膜或局限性病灶，也发生于 HIV 感染、器官移植术后、长期使用皮质激素的患者。

5. 螺旋体

梅毒螺旋体、钩端螺旋体等，钩端螺旋体较常见。

6. 寄生虫

（1）原虫：弓形虫、疟原虫等。

（2）蠕虫：血吸虫、囊尾蚴等。

7. 感染途径

可分为血行感染、直接感染、神经干逆行感染（嗜神经病毒）。

二、发病机制

正常生理状况下，血-脑屏障结构功能完整，病原体难以进入中枢神经系统（CNS）。病理状态下，血-脑屏障被破坏，为病原体的入侵提供条件。中枢神经系统本身抵抗感染的免疫力较差，而外周抗炎细胞和抗体不易通过血-脑屏障发挥抗感染作用，因此毒力较低的病原菌亦可引起严重的脑或脑膜炎。

CNS 感染时常有髓鞘的破坏：髓鞘的破坏可继发于神经元的受损，即神经元溶解性脱髓鞘，另外一种称为轴周脱髓鞘。后者可见于病毒感染时，也可见于脱髓鞘疾病时。炎性过程中引起脱髓鞘的视制可能有以下几种：病毒对少突胶质细胞的直接细胞病理效应；免疫介导的病毒对少突胶质细胞向性的改变；免疫介导的对感染的少突胶质细胞的破坏；病毒诱导的自身免疫性脱髓鞘；“旁观者”脱髓鞘。伴随脱髓鞘可能出现髓鞘再生，导致症状的缓解。

在脑膜炎过程中某些细胞因子起重要的炎性反应介导作用。如肿瘤坏死因子（TNF-α；cachectin）以及白细胞介素-1。这两种物质均刺激血管内皮细胞黏附及促使中性粒细胞进入 CNS 而触发炎性过程。血小板活化因子、花生四烯酸代谢物及其他白细胞介素亦参与这一炎性过程。而在脑脊液（CSF）中体液因子及吞噬细胞的不足，病原体迅速分裂衍殖，并释出细菌胞壁或膜的成分，导致脑膜炎的迅速演变并损伤血管内皮细胞，血-脑屏障通透性亦因而增加，产生血管性水肿。由于大量多核白细胞进入蛛网膜下隙，释出毒性物质，这些毒性物质虽然是用以防御对抗病原体，但出于对“外来”及“自体”的鉴别能力的不足也会引起细胞毒性水肿。这些情况都会进一步影响 CSF 动力学、脑代谢及脑血管的自我调节，如炎症不能得到控制，则将会产生严重脑水肿、颅内压增高及脑血循减少，进而导致神经元的损害，发生不可逆转的局灶性或弥散性脑损害。

三、临床表现

1. 病毒感染性疾病

（1）病毒性脑炎：单纯疱疹病毒性脑炎最为常见。临床常见症状包括头痛、呕吐、局灶性神经系统损害体征、意识障碍。重者出现昏迷、惊厥持续状态和神经系统局灶体征。伴有颅压高的患者可有瞳孔大小异常、呼吸异常等。

（2）病毒性脑膜炎：主要症状为发热、头痛、呕吐、脑膜刺激征。

2. 朊蛋白病

Creutzfeldt-Jakob 病为最常见的人类朊蛋白病，典型表现为迅速进行性智力丧失伴肌肉阵挛。

3. 细菌性脑膜炎

临床表现包括全身感染症状、脑膜刺激征、颅内压增高及局灶性神经系统损害体征。结核性脑膜炎是特殊类型的细菌性脑膜炎，表现为结核中毒症状、脑膜刺激征、颅内压增高、脑实质损害及脑神经损害症状等。

4. 真菌性脑膜炎

新型隐球菌脑膜炎是中枢神经系统最常见的真菌感染，表现为以高颅压为特点的亚急性脑膜炎，首发症状多为发热、头痛、呕吐，神经系统检查可见脑膜刺激征和颅内压增高体征。

毛霉菌病：为条件致病感染，可分为全身型与鼻眼脑型。全身型多发生于免疫功能低下时，鼻眼脑型则多见于糖尿病酸中毒患者。毛霉菌侵犯血管，发生血管炎导致血管闭塞，造成干性坏死，因而药物不易达到病灶处。毛霉菌病病死率极高，必须早期诊断，配合外科切除病灶，积极进行抗霉菌药物治疗。

5. 螺旋体感染性疾病

（1）神经梅毒：分为无症状型神经梅毒、脑膜神经梅毒、脑膜、脊髓膜血管梅毒、麻痹性痴呆、脊髓结核、先天性神经梅毒，常见症状为瞳孔异常和局灶性神经系统损害体征。

（2）神经莱姆病：表现为脑膜炎、神经根炎、脑病和脊髓病等。

（3）神经系统钩端螺旋体病：早期出现感染中毒症状，中期表现为脑膜炎症状和体征，后期可出现脑膜炎型和钩端螺旋体脑动脉炎等并发症。

6. 脑寄生虫病

表现为颅内压增高、癫痫发作、局灶性神经系统损害体征等。

四、诊断与鉴别

1. 病毒感染性疾病

依据流行病学资料、典型临床表现，神经影像学异常，CSF 检查（压力增高或正常，颜色清，细胞数 5～1 000/mm^3，淋巴细胞为主，蛋白 0.5～1g/L，脑脊液/血浆含糖量比值正常），病原学检查发现病毒可诊断。神经系统以外的伴随症状常可为诊断提供线索，如腮腺炎病毒脑炎常有腮腺及颌下腺肿痛，肠道病毒感染常有皮疹，EB 病毒感染常有肝脾大和淋巴结大，主要与化脓性脑膜炎、脑肿瘤、急性脱髓鞘疾病等鉴别。

2. 朊病毒病

朊病毒病（CJD）的诊断依赖于：2 年内发生的进行性痴呆，并伴有下列症状和体征 2 种以上者，高度怀疑此病。①肌阵挛；②视力障碍、小脑症状；③无动性缄默；④脑电图特征性周期性同步放电；⑤锥体系或锥体外系症状，需与阿尔兹海默病和帕金森病鉴别。

3. 细菌性脑膜炎

（1）典型临床表现；CSF 特征性改变，压力高，白细胞升高，可达 1 000～10 000/mm^3，中性粒细胞占 80%～90%，外观浑浊呈脓性，蛋白质明显增高，可>1 000mg/L（100mg/dl），糖明显降低，氯化物稍低。脑脊液中乳酸，乳酸脱氢酶，溶菌酶的含量及免疫球蛋白 IgG，IgM 明显增高。细菌学涂片或培养阳性可诊断。李斯特菌属、肠杆菌和葡萄糖非发酵菌等细菌，只能用培养法确定，并且可做药物敏感试验。

（2）脑电图：弥漫性慢波，无特异性。

结核性脑膜炎可根据结核病史或接触史，出现头痛、呕吐、脑膜刺激征，结合 CSF 淋巴细胞增多及糖含量减低等特征性改变，CSF 抗酸涂片、结核分枝杆菌培养和 PCR 检查等可诊断。需与隐球菌型脑膜炎、病毒性脑膜炎鉴别。

4. 真菌性脑膜炎

根据病史及病程，临床表现脑膜炎症状体征及 CSF 检查（压力高，颜色可浑浊，0~1 000/mm^3，淋巴细胞为主，脑脊液/血质含糖量比值正常或增高，蛋白 0.2~5g/L）可确诊。CSF 墨汁染色检出隐球菌可确诊新型隐球菌脑膜炎。常与结核性脑膜炎，脑脓肿鉴别。

5. 螺旋体感染性疾病

（1）神经梅毒：根据性乱交、艾滋病和先天性梅毒感染史，脑膜、脑血管损害症状体征及 CSF 检查可诊断。需与脑膜炎、脑血管病、痴呆鉴别。

（2）神经莱姆病：根据流行病学、脑膜炎、神经根炎、脑病等表现和特异性血清学诊断试验可诊断。常与特发性面神经炎、无菌性脑膜炎、多发性硬化等鉴别。

6. 脑寄生虫病

根据患者疫区接触史、临床表现颅内高压、癫痫发作、局灶性神经系统损害体征等及神经影像学表现可诊断。

五、治疗

病因治疗、对症支持治疗及防止并发症。早诊断、早治疗与预后密切相关，选择通透性好、敏感性高的抗生素足量治疗，针对病原菌使用敏感药物治疗，不能明确病原菌时，应选用广谱抗生素，首选静脉给药，降颅压、对症和全身支持治疗。

1. 病毒感染性疾病

（1）抗病毒治疗应尽早开始，可用金刚烷胺、阿昔洛韦（无环鸟苷）。

（2）脱水减轻脑水肿。

（3）免疫治疗：干扰素及其诱生剂，皮质类固醇用于病情危重患者。

（4）对症支持治疗：营养支持及维持水、电解质平衡，预防压疮及呼吸道感染等并发症。

2. 朊病毒

暂无特效治疗，主要采取对症治疗。

3. 结核性脑膜炎

（1）抗结核治疗：异烟肼、利福平、吡嗪酰胺、乙胺丁醇、链霉素是结核性脑膜炎最有效的联合用药方案。

（2）皮质类固醇：用于脑水肿引起的颅内高压、伴局灶性神经体征和脊髓蛛网膜下隙阻塞的重症患者。

（3）重症患者：在全身用药同时可行鞘内注射、脱水降压。

4. 真菌性脑膜炎

（1）抗真菌治疗：可选用两性霉素 B、氟康唑、氟胞嘧啶。

（2）对症治疗及全身支持：颅内压增高患者可用脱水剂，并注意预防脑疝；有脑积水者可行侧脑室分流减压术，并注意水电解质平衡。注意患者全身营养、全面护理和防治肺部感染，泌尿系统感染。

5. 螺旋体感染性疾病

（1）病因治疗，应用敏感抗生素。

（2）对症治疗。

6. 脑寄生虫病

（1）药物治疗，脑型血吸虫病首选吡喹酮。

（2）手术治疗。

（3）其他治疗，癫痫发作可用抗癫痫药控制。

六、预防

（1）预防血行感染，防治昆虫叮咬和动物咬伤，保护损伤的皮肤黏膜；使用一次性注射器，严禁不洁注射器使用；严格规范血制品输入流程，防止输入过程的污染；避免挤压面部感染时出现的疖肿；防治母婴垂直感染。

（2）颅脑外伤者应积极创面处理，防止污染菌直接导致颅内感染；积极创面邻近组织感染灶的清除。

（3）积极对单纯疱疹病毒感染、狂犬病等病毒感染性疾病进行综合治疗，防止病毒的神经干逆行感染。

第二章

神经系统急危重症

第一节　脑出血

一、概述

脑出血为脑实质内动脉或静脉及毛细血管破裂而造成的自发性脑实质内出血，是一种常见和多发的脑血管疾病。高血压是脑出血最常见的诱因。脑出血具有很高的死亡率和致残率。在世界范围内，脑出血的发生占所有卒中的20%，其中原发性脑出血的发生率为（10~40）/100万，男性发病率高；发病30天的死亡率为32%~50%，其中在存活3个月的患者中，有独立生活能力的仅占28%~35%。在我国，2006年脑出血的死亡人数在所有卒中死亡人数中占41%，比日本高1倍。

二、病因

脑出血的主要原因有高血压、淀粉样血管病、动静脉畸形、动脉瘤、海绵状血管瘤、静脉血管瘤、静脉窦血栓、颅内肿瘤、凝血障碍疾病、血管炎等。在西方国家，主要的病因之一是淀粉样变血管病，在70岁以上出现的脑出血患者中占20%；在中国，主要的病因是高血压，但淀粉样血管病所占的比例也呈上升趋势。其他的危险因素，如长期大量的酒精消耗，血清中胆固醇水平偏低（<4.16mmol/L）、使用他汀类药物与脑淀粉样血管病出现的微出血等也可能增

加脑出血风险。

三、发病机制

脑内基底节的壳核及内囊是高血压脑出血的最高发部位，约占70%，脑叶、脑干、小脑齿状核区各占10%。尸解发现：深穿支动脉有粟粒状动脉瘤，发生频率依次为大脑中动脉深穿支豆纹动脉、基底动脉桥脑支、大脑后动脉丘脑支、供应小脑齿状核及深部白质的小脑上动脉分支等。病理检验可见出血侧半球肿胀、充血，血液可流入蛛网膜下隙或破入脑室系统；出血灶呈大而不规则空腔，中心充满血液或紫色葡萄浆状血块，周围是坏死脑组织，血肿周围的脑组织受压，水肿明显；血肿较大时可致颅内高压，使脑组织和脑室移位、变形，严重者形成脑疝。脑疝是各类脑出血最常见的直接致死原因。急性期过后血块溶解，吞噬细胞清除含铁血黄素和坏死的脑组织，胶质细胞增生，出血灶形成胶质瘢痕，进而形成中风囊。

四、临床表现

脑出血多发生在高血压控制不好，或未经系统治疗的高血压病患者，发病时血压明显升高，临床症状取决于出血部位和出血量。意识障碍的程度是判断病情轻重的主要指标。通常自发性脑出血常在30分钟内停止，20%~40%为活动性出血或早期再出血，24小时内血肿仍继续扩大。其中高血压脑出血的常见特征是颈硬、抽搐、舒张压高于110mmHg、呕吐、头痛。

1. 基底节区出血

最多见，达60%~70%，其中壳核最多，占脑出血的60%，丘脑占10%，尾状核较少，共同特点为：出血较多时均可侵及内囊。轻症：头痛、呕吐、轻度意识障碍、三偏征（病灶对侧偏瘫、偏身感觉缺失和偏盲）。优势半球可有失语。轻症一般出血量30mL以内。重症：出血量30~160mL，突然发病、意识障碍、双眼凝视、两侧瞳孔不等大、偏瘫、病理征阳性。血液破入脑室或损伤丘脑下部、脑干可出现去脑强直、高热，最后死于枕骨大孔疝。

2. 脑叶出血

占脑出血的10%，即皮层下白质出血，出血部位以顶叶最多见，其次为颞、枕、额叶。因出血部位不同而临床症状不一样。

3. 桥脑出血

占脑出血的10%，多由高血压致基底动脉旁中央支破裂引起，可立即导致昏迷、四肢瘫、针尖大瞳孔、中枢性高热，多于数小时内死亡。小的基底动脉出血可引起闭锁综合征。小量出血表现为交叉性瘫痪或共济失调性轻偏瘫。

4. 小脑出血

占脑出血的10%，多发于一侧半球，突然出现站立不能、眩晕、呕吐、共济失调，压迫脑干可致昏迷、死亡。

5. 脑室出血

占脑出血的3%～5%，多为继发性，即脑实质出血破入脑室，临床表现酷似蛛网膜下隙出血。

五、辅助检查

1. CT

怀疑脑出血时首选头颅CT检查，可确定血肿大小、部位、形态及是否破入脑室，血肿周围有无水肿带及占位效应，脑组织是否有移位等，有助于确诊及选择治疗方案。CT动态观察可发现进展型脑出血。发病后CT即可显示新鲜血肿，为圆形或卵圆形均匀高密度区，边界清楚。左侧基底节出血延伸脑室见图2-1A，丘脑出血见图2-1B。

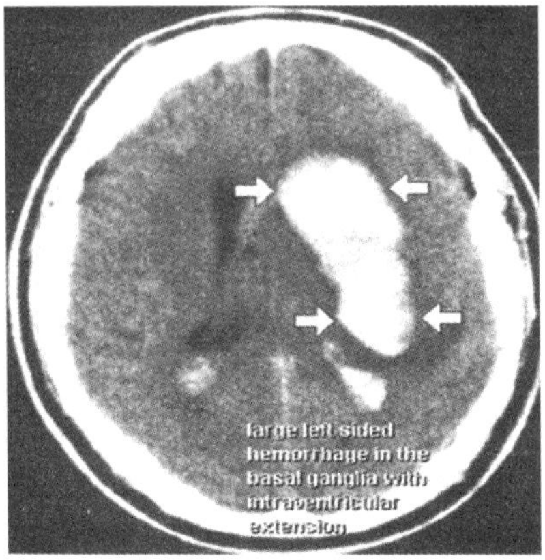

图 2-1A　左侧基底节出血延伸脑室

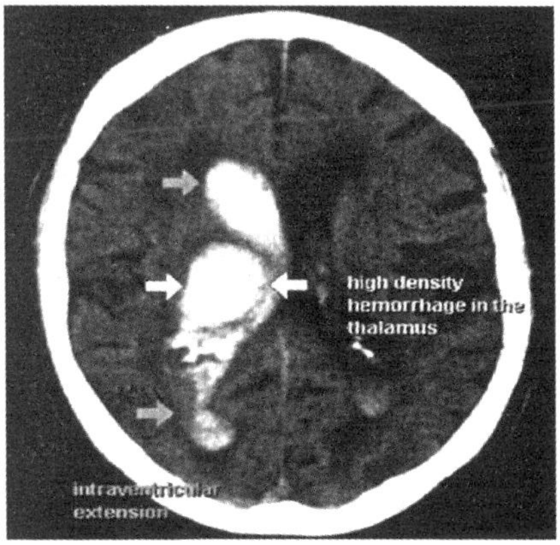

图 2-1B　丘脑出血

2. CT 灌注成像（CTP）

在同步观察血肿的大小、部位、周围水肿情况和脑组织的血流动力学变化方面，CTP 有明显的优势，是临床上一种实用的血流动力学检查方法。可应用非去卷积模型斜率法来计算血肿中心、血肿周围水肿带、水肿带外（距离水肿边缘 1cm）以及远隔皮质区不同感兴趣区的脑血流量（CBF）、相对脑血容量（rCBV）、达峰值时间（PT）及各感兴趣区时间密度曲线（TDC）。所得的脑血流量可作为血肿周围组织的脑灌注损伤程度的一个评价标准。

3. CT 血管造影术（CTA）

作为无创、快捷、操作简单、价格低廉的一种影像学诊断技术，CTA 运用在脑出血血肿扩大的病因诊断上有很大作用，在临床颅内动脉瘤的诊断上可大部分取代 DSA 造影检查。

4. 磁共振成像（MRI）

对高血压急性脑出血病灶 CT 检查敏感，一般无须 MRI 检查；对脑干出血诊断 MRI 优于 CT，但急性期对幕上及小脑出血的诊断价值不如 CT。其他疾病并发脑出血时，可选择头颅 MRI 检查进一步明确诊断。

（1）超急性期（<24 小时）：表现为长 T_1、长 T_2 信号，与脑梗死、水肿不易鉴别。

（2）急性期（24~48 小时）：表现为等 T_1、短 T_2 信号。

（3）亚急性期（3 天至 2 周）：表现为短 T_1、长 T_2 信号。

（4）慢性期（>3 周）：表现为长 T_1、长 T_2 信号。

5. 数字减影血管造影（DSA）

怀疑血管畸形、血管炎可选做。由于该技术为有创、价格相对贵、技术要求高，在临床上应用有一定的要求。

6. 磁共振血管造影（MRA）

无创性、时间短、不受明显干扰，能清晰显示血肿的形态，是目前显示颅内动脉瘤的首选技术。对于常规 MRI 检测不到的脑微出血（CMBs），磁共振多回波采集重度 T_2WI 三维梯度回波序列（ESWAN）是检测脑微出血的一项高度敏感的技术，脑实质内几毫米大小的含铁血黄素的沉积均可以检测到，表现为信号均匀一致、类圆形、边界清晰、直径<5mm 的低信号区，周围无水肿。ES-

WAN 上脑微出血见图 2-2。

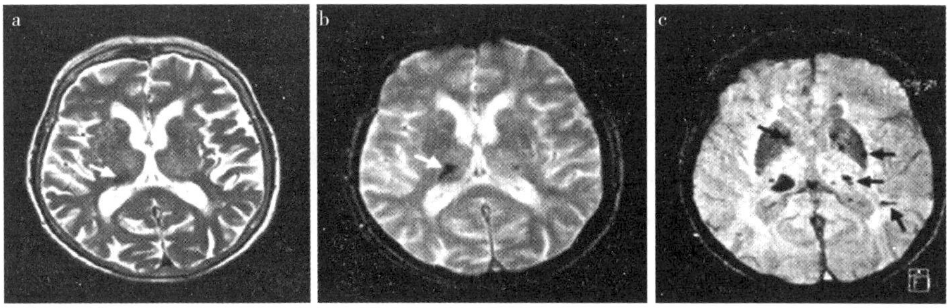

图 2-2　ESWAN 上脑微出血

7. 腰椎穿刺术

对于颅高压、血性脑脊液、脑出血急性期，腰椎穿刺有诱发脑疝的危险。怀疑有小脑出血的禁行腰椎穿刺。

六、诊断

1. 诊断标准

中老年人、有高血压者在活动或情绪激动时突然发病，迅速出现头痛、呕吐及意识障碍者，应首先考虑脑出血的可能，脑 CT 可立刻确诊。

2. 鉴别诊断

（1）脑梗死：多在安静时发病，神经缺失症状逐渐加重，CT 早期（12~24 小时）常无阳性病灶发现。

（2）蛛网膜下隙出血：突然出现剧烈头痛及呕吐，一过性意识障碍，明显的脑膜刺激征，腰穿为血性脑脊液。头颅 CT 可见脑沟、脑回高密度影。

（3）与引起昏迷的一些疾病鉴别：与糖尿病高渗性昏迷、CO 中毒昏迷、低血糖昏迷、肝性脑病、尿毒症等依据相关病史及检查，可鉴别清楚。外伤性颅内出血多有外伤史，脑 CT 可发现血肿。

七、治疗

1. 内科治疗

（1）卧床休息：卧床休息 2~4 周，保持良好心态，避免情绪激动。

（2）保持气道通畅：保持气道通畅是昏迷患者急救的第一步。头歪向一侧，随时吸出口腔内的分泌物和呕吐物，必要时行气管内插管或气管切开。有意识障碍、缺氧或血氧饱和度下降者应给予鼻导管或面罩吸氧。

（3）高血压的处理：脑出血时常伴颅高压，此时高血压是维持有效脑灌流所必需的，故不应过分降血压，而应着重脱水降颅压，颅内压下降，血压会随之下降。2010 年 AHA/ASA 的脑出血治疗指南中，推荐根据血压值采取不同的策略，如收缩压>200mmHg 或平均动脉压>150mmHg，应积极降压；如收缩压>180mmHg 或平均动脉压>130mmHg，应适度降压。将血压控制在 160/90mmHg，一般血压超过 200/120mmHg 时才做处理。在血压的控制方面，要掌握好降压的速度，且降压的目标值需要个体化；需要综合考虑患者的年龄、发病前的血压水平、脑出血的病因以及患者的血管条件等因素。

（4）脱水降颅压：脑出血后脑水肿在 48 小时内达到高峰，维持 3~5 天后逐渐消退，可持续 2~3 周或更长。脑水肿可使颅内压增高，导致脑疝，增加死亡率，故积极控制脑水肿是治疗脑出血急性期的关键。常用 20% 甘露醇、人血白蛋白、呋塞米、甘油果糖等。

（5）止血治疗：对于大多数的脑出血患者来说，目前并没有特效的止血治疗方法。临床上常用的止血剂，如氨基己酸和氨甲环酸均是氨基酸衍生物，具有抗纤溶的作用，但并不能改善脑出血患者的预后。

（6）预防消化道出血：多为脑干或丘脑下部受累导致的应激性溃疡出血，常用 H_2 受体阻滞剂或质子泵抑制剂。

（7）抗感染：肺部感染和尿路感染常见，应注意排痰，定期尿路冲洗，合理选用抗生素治疗。注意翻身，预防褥疮。

（8）维持水电解质及酸碱平衡：每日入液量按“尿量+500mL”计算，如有高热、多汗、腹泻或呕吐，可适当增加入液量。注意维持中心静脉压在 5~12mmHg。有意识障碍者应尽早留置胃管，基本热量应从肠内供给为主。注意保证大便通畅，此可起到减轻颅内压的作用。

（9）中枢性高热的处理：用冰毯、冰帽等物理降温为主。

2. 外科手术治疗

（1）目的：清除血肿，降低颅内压，消除危及头部的恶性循环，减轻出血后脑损害。

（2）手术指征：①壳核出血>30mL，丘脑出血>15mL，可适时选择微创穿刺血肿清除术或小骨窗开颅血肿清除术；②小脑半球出血>10mL，蚓部出血>6mL，出现脑干受压征象时应立刻手术治疗；③意识障碍逐渐加重，尚未形成脑疝者；④脑叶出血占位效应明显，疑有形成脑疝可能的；⑤脑室出血致脑积水者。

（3）常用手术方法：①开颅血肿清除术；②锥孔颅内血肿清除术；③立体定向血肿引流术；④脑室引流术。

八、最新进展

2006 年，Lund 概念的原理以及临床治疗相关的正式指南被提出，主要是以生理学为导向的一种治疗方法，其中包括处理脑容量和调控脑灌注的血流动力学原理等，是集中针对脑水肿及颅内压的处理，同时针对改善大脑灌注以及氧合情况的，是由瑞典 Lund 大学医院于1990—1991 年开始提出，运用于治疗重型颅脑损伤。脑出血的发生演变一般分为出血、血肿扩大及血肿周围水肿形成 3 个阶段，其中血肿扩大和血肿周围水肿对预后和疾病演变有着重要的影响。因此，脑水肿的处理，对于预防血肿扩大，稳定血肿，防止再出血有着积极的作用。

Lund 治疗主要是基于脑容量和脑灌注调节的生理学和病理生理学的血流动力原则，并以颅内压（ICP）治疗和保持脑灌注为特点的一种理论方法。相比于传统的指南，Lund 概念在液体治疗的处理、最佳的血红蛋白浓度、肺保护、体温控制、脑脊液引流和减压开颅手术的风险和收益等方面，均有更为严谨的推荐意见。针对 Lund 治疗方法的研究显示：无论用于成年人还是在儿童，都产生了较乐观的疗效和前景。Lund 治疗方法，在已发表的首个运用 Lund 方法治疗严重颅脑损伤的研究结果显示：与常用的传统治疗相比，接受 Lund 方法的患者死亡率为前者的一半。

1. 治疗颅内压

人们认为高的脑灌注压（CPP）将血液挤入肿胀脑组织，从而改善受伤的脑组织氧合，并通过血管收缩反馈调节而降低颅内血容量。在受损脑组织中，氧合改善只是短暂的，高灌注压会引起毛细血管滤过、加剧水肿，毛细血管对小分子溶质的通透性被动增加，受损后脑组织自动调节能力也变得十分微弱。

Lund 治疗方法中，可接受比最初推荐的 70mmHg 甚至更低的 CPP，从而避免使用血管升压药物，使不良反应明显减轻。Lund 概念甚至主张使用 β_1 阻滞剂、α_2 激动剂和血管紧张素受体拮抗剂这一类药物，进行抗高血压治疗，以阻止水肿的发展。在 Lund 概念提出的液体疗法中，尽管使用了降血压的药物，CPP 仍将会保持在可接受的水平。而且根据 Starling 液体平衡方程，纠正下降的血浆胶体渗透压将抵消脑组织渗出，这也表示可以接受更高的 CPP 而不会引起毛细血管渗出。在最初的 Lund 概念里，当 ICP 明显升高时，双氢麦角胺被用于减少颅内静脉血容量。开颅减压术已经成为阻止 ICP 失控性增加的一种更有效的选择，而双氢麦角胺作为血管收缩剂，对人体各个组织的血液循环有一定影响，Lund 治疗中不再推荐使用这种药物。

2. 改善灌注

灌注压和血管阻力决定组织灌注，相对较低的 CPP 可以通过适当的液体疗法来保证脑灌注和脑组织氧合，这已经在 Lund 治疗的脑外伤患者的微量渗析研究中得以证实：尽管使用了降血压药物使动脉血压下降，但通过对半暗带区间质乳酸/丙酮酸的比值、甘油、葡萄糖和谷氨酸盐的测量，发现其氧合得以改善，血流量有所增加，组织降解减少。Lund 治疗方法避免了使用去甲肾上腺素所引起的血管收缩、血浆渗漏，避免出现低血红蛋白浓度。同时认为“与高 CPP 相比，对半暗带区的氧合，足够的血容量更为重要”。

运用 Lund 治疗方法，成人 CPP 维持在 60~70mmHg 范围内，当必须使增高的 ICP 降低时，应该在给予适当的液体治疗的前提下，接受 ICP 低至 50mmHg，微量透析研究也支持这一观点。儿童的 CPP 值低至 38~40mmHg 也是可以接受的。

3. 渗透疗法

自 19 世纪 60 年代以来，甘露醇作为传统指南的渗透疗法，已经在全世界广泛地运用于降低颅内压。但该疗法能否很好地改善预后，目前仍然缺乏可靠的研究证据。尽管在少数研究中得出了大剂量甘露醇有益的结论，但是由于这些研究完整性的问题，它们还不足以支持甘露醇疗法。

由于缺乏科学性和生理学支持，以及其存在已被证实的不良反应，在渗透疗法中，甘露醇和尿素的降颅内压效果是短暂的，且给药几个小时后其反弹性的颅内压升高会进一步加重脑水肿。同时甘露醇还与肾功能不全和严重的电解质紊乱具有相关性。Lund 治疗中并未采用渗透疗法。但渗透疗法，特别是高渗透盐液，在救护车上或是向手术室转送患者的途中运用，对降低颅内压、消除脑疝的威胁起到重要作用。

4. 脑脊液引流和减压手术

脑脊液引流术会诱发渗出而增加脑毛细血管压；减少的脑脊液容积将被脑水肿的增加所替代，存在脑室塌陷的风险。若在相对高压时进行脑脊液引流术，并且通过 CT 监测来估计脑室容积，则能降低该风险。在这种情况下，Lund 治疗接受运用引流术来控制增高的 ICP（只通过脑室引流），尤其是存在脑积水征象时。

开颅减压手术以清除血肿，在 Lund 治疗中是可供选择的。由于目前缺乏相关研究证实其对患者的预后有益，开颅减压仍是一个有争议的措施。开颅手术的一个重大不良反应是颅骨打开时由于脑疝的形成导致头颅的狭窄以及由于缺乏对抗的压力造成的脑组织膨出。在 Lund 治疗中，提倡降颅压治疗相对低的 CPP 以及维持正常的血浆胶体渗透压，也许可以降低开颅手术的不良反应。在 Lund 治疗中开颅减压手术是阻止脑疝的最后措施。

第二节　急性脑梗死

一、概述

脑梗死又称缺血性脑卒中，指因脑部血液循环障碍，缺血、缺氧所致的局限性脑组织的缺血性坏死或软化，出现相应的神经功能缺损症状和体征。血管壁病变、血液成分和血流动力学改变是引起脑梗死的主要原因，脑梗死大约占全部脑卒中的 70%，且 25%～75%的脑梗死患者在 2～5 年内出现复发。有报道指出，脑梗死是目前严重危害人类健康的主要疾病之一，是致残的首位病因，死亡率仅低于心肌梗死和癌症，居第 3 位，其发病率存在一定的地区和性别差异。按发病机制及临床表现不同，通常将脑梗死分为脑血栓形成、脑栓塞和腔隙性脑梗死。脑血栓形成是脑梗死的最常见类型，约占全部脑梗死的60%~70%，本节重点叙述脑血栓形成。

二、病因

1. 动脉粥样硬化

是本病的基本病因。脑动脉粥样硬化的发生主要累及管径500μm以上的动脉，在颈内动脉和椎-基底动脉系统的任何部位可见，其中主要以动脉分叉处多见，如颈总动脉与颈内外动脉分叉处、大脑前中动脉起始段、椎动脉在锁骨下动脉的起始部、椎动脉进入颅内段、基底动脉起始段及分叉部，在动脉粥样硬化的基础上导致血管管腔狭窄和血栓形成。高血压与动脉粥样硬化斑块的堵塞或与脑血管的缩小具有相关性，从而加快血栓的形成导致局部缺血，进而导致大脑小动脉的损害和影响脑组织血供，因此高血压与动脉粥样硬化互为因果关系。长期的高血糖易导致血管内皮功能障碍、内膜损伤，进而启动血管动脉粥样硬化进程；同时血糖的升高也对氧化应激、炎症反应、凝血因子等有一定的影响；糖尿病患者常常合并胰岛素抵抗、脂质代谢紊乱等情况，均可加速动脉粥样硬化的进程。

2. 动脉炎

如各类细菌、病毒感染、虫媒感染以及结缔组织病等，都可导致动脉炎症，引起血管壁炎症和坏死改变，出现免疫炎性反应，从而使动脉硬化加速，进一步促使血液高凝、内皮功能受损，导致斑块失稳定，使管腔狭窄或闭塞。其具有以下共同的病理变化：内膜下炎性细胞的浸润，使内膜增厚，导致动脉中层及内弹力层水肿，动脉管腔的狭窄，血栓形成，导致动脉闭塞或远端血管栓塞。

3. 其他

如血液系统疾病、脑淀粉样血管病、Binswanger病、夹层动脉瘤、药源性(如可卡因、安非他明)、烟雾病等。

三、发病机制

大约80%的脑梗死发生于颈内动脉系统，20%的脑梗死发生于椎-基底动脉系统。闭塞好发的血管依次为颈内动脉、大脑中动脉、大脑后动脉、大脑前动脉及椎-基底动脉。闭塞血管内可见血栓形成或栓子、动脉粥样硬化或血管炎等改变。脑缺血一般形成白色梗死，梗死区脑组织软化、坏死，伴脑水肿和毛细血管周围点状出血，大面积脑梗死后可发生出血性梗死。

病理分期：超早期（1~6 小时），脑组织变化不明显，仅有部分血管内皮细胞、神经细胞肿胀。急性期（6~24 小时）：局部脑组织苍白、轻度肿胀，血管内皮细胞、神经细胞呈明显缺血改变。坏死期（24~48 小时）：脑组织水肿明显，大量神经细胞消失、吞噬细胞浸润，高度水肿时可致中线移位，形成脑疝。软化期（3 天至 3 周）：中心区组织坏死、液化。恢复期（3~4 周）：液化、坏死的脑组织逐渐被吞噬细胞清除，毛细血管和胶质细胞增生，大病灶形成中风囊。

脑组织对缺血、缺氧损害非常敏感，阻断血流 30 秒钟脑代谢即发生改变，1 分钟后神经元功能活动停止，脑动脉闭塞导致脑缺血超过 5 分钟可发生脑梗死。缺血后神经元损伤具有选择性，轻度缺血时仅有某些神经元丧失，完全持久缺血时缺血区各种神经元、胶质细胞及内皮细胞均坏死。

急性脑梗死病灶由中心坏死区及周围的缺血半暗带组成。坏死区由于完全缺血导致细胞死亡，但缺血半暗带仍存在侧支循环，可获得部分血液供应，尚有大量存活的神经元，如果血流尽快恢复使脑代谢改善，损伤仍然可逆，神经细胞仍可存活并恢复功能。因此，保护这些可逆性神经元是急性脑梗死治疗的关键。

脑动脉闭塞血流再通后，氧与葡萄糖的供应恢复，脑组织缺血损伤理应得到恢复，但实际上并非如此，这是因为存在再灌注时间窗，研究证实，脑缺血早期治疗时间窗为 6 小时内。如果脑血流再通超过此时间窗时限，脑损伤可继续加剧。

四、临床表现

1. 发病形式

有高血压、糖尿病或心脏病史者，常在安静或睡眠中起病。神经系统局灶性症状多在发病后数小时或 1~2 天内达到高峰。除脑干梗死和大面积梗死外，大部分患者意识清楚或仅有轻度意识障碍。

2. 全脑症状

多无头痛、呕吐、昏迷，起病即有昏迷的多为脑干梗死，大片半球梗死多在局部症状出现后意识障碍逐渐加深，直至昏迷。

3. 临床类型

临床分型方法较多，较常见的按发病形式和病程如下所述。

（1）完全性梗死：指发病后神经功能缺失较重，常于6小时内达到高峰。

（2）进展性梗死：指发病后神经功能缺失在48小时内逐渐进展。

（3）可逆性缺血性神经功能缺失：指发病后神经功能缺失较轻，持续24小时以上，但可于3周内恢复。

依临床表现及神经影像学检查分为：

（1）大面积脑梗死：指颈内动脉、大脑中动脉等主干动脉梗死。

（2）分水岭脑梗死（CWSI）：指血管供血区之间边缘带的局部缺血。

（3）出血性脑梗死：多发生于大面积脑梗死后。

（4）多发性脑梗死：指两个以上不同的供血系统发生的梗死。

4. 定位症状和体征

决定于脑血管闭塞的部位。

（1）颈内动脉系统：包括颈内动脉，大脑前、中动脉及其分支闭塞。可以出现：①构音障碍或失语，对侧中枢性面瘫，舌瘫；②双眼向对侧注视障碍，向病灶侧同向偏视，偏盲；③对侧中枢性偏瘫和偏身感觉障碍。

（2）椎-基底动脉系统：包括大脑后动脉和椎动脉血栓形成，表现为眩晕、复视、呕吐、声嘶、吞咽困难、共济失调。体征有：①交叉性瘫痪，即同侧周围性颅神经瘫痪，对侧肢体中枢性瘫痪；②交叉性感觉障碍；③小脑性共济失调，眼震、平衡障碍、四肢肌张力下降。

五、辅助检查

1. CT

是目前最方便、快捷、常用的影像学检查手段。主要的缺点是对于脑干、小脑部位的病灶以及较小梗死灶其分辨率差。大部分患者发病24小时后CT逐渐显示低密度梗死灶，发病后 2～15 天显示均匀片状或楔形的明显低密度灶。在大面积脑梗死中显示有脑水肿和占位效应，出血性梗死时病灶呈混杂密度。梗死吸收期为发病后 2～3 周，病灶水肿消失，出现吞噬细胞浸润与周围正常脑组织等密度，在 CT 上难以分辨，称之为“模糊效应”。

2. MRI

早期缺血性梗死，脑干、小脑梗死以及静脉窦血栓形成等均可显示，梗死灶 T_1 呈低信号、T_2 呈高信号，出血性梗死时 T_1 相有高信号混杂。MRI 弥散加权成像早期能够显示缺血病变（发病 2 小时内），是早期治疗的重要信息来源。急性脑梗死 MRI 检查：T_1WI 低信号，T_2WI 高信号，FLAIR 呈高信号，DWI 信号很高（明亮），水肿明显、轻至中度占位效应。T_1WI 见图 2-3；T_2WI 见图 2-4；FLAIR 见图 2-5；DWI 见图 2-6。

3. DSA、CTA 和 MRA

是发现血管狭窄、闭塞及其他血管病变的重要检查手段，如动脉炎、脑底异常血管网病、动脉瘤和动静脉畸形等，能够为脑梗死的血管内治疗提供依据。金标准是 DSA。CTA 与 DSA 比较，在颈动脉狭窄病变中，前者具有良好的分辨能力；MRA 的基本方法多，包括时间飞越法（TOF）、相位对比法（PCA）、血管内注射对比剂的三维对比剂增强磁共振成像（3D-CE-MRA），后者能显示主动脉弓至颅内动脉整个血管树，能很好地了解颅内外动脉的病变情况以及侧支循环建立情况。在进行血管评估的时候，MRI 可以显示脑梗死病灶，对脑梗死的分型及临床上指导治疗有很大的帮助。

4. 经颅多普勒

目前能够用于评估颅内外血管狭窄、闭塞、痉挛或血管侧支循环建立情况，用于溶栓治疗监测。由于存在血管周围软组织或颅骨干扰以及操作人员技术水平影响的缺点，目前仍不能完全替代 DSA，多被用于高危患者筛查和定期血管病变监测。

5. 超声心动图检查

用于发现心脏附壁血栓、心房黏液瘤和二尖瓣脱垂，利于脑梗死不同类型间鉴别诊断。

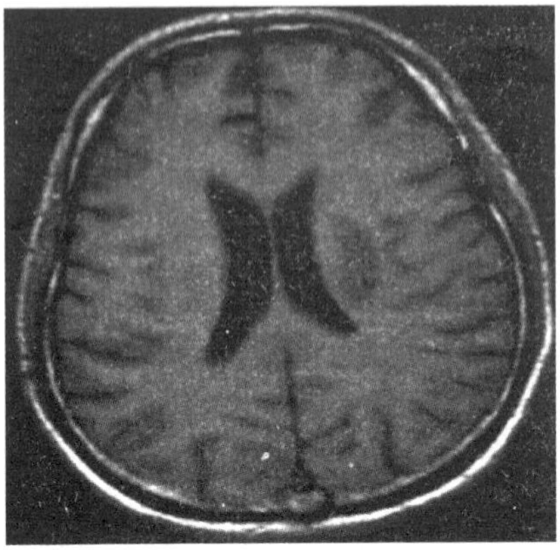

图 2-3　T_1WI

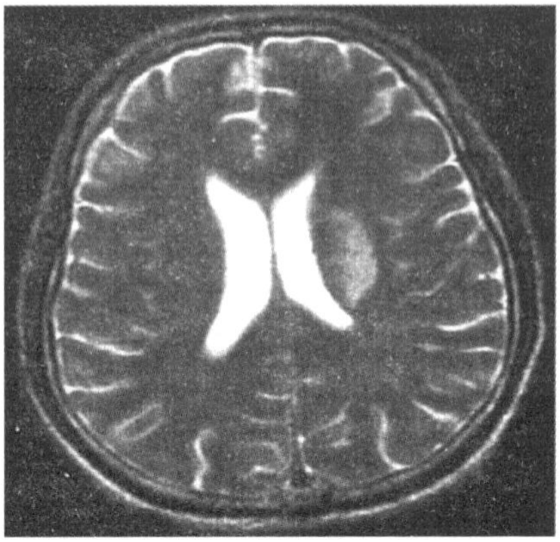

图 2-4　T_2WI

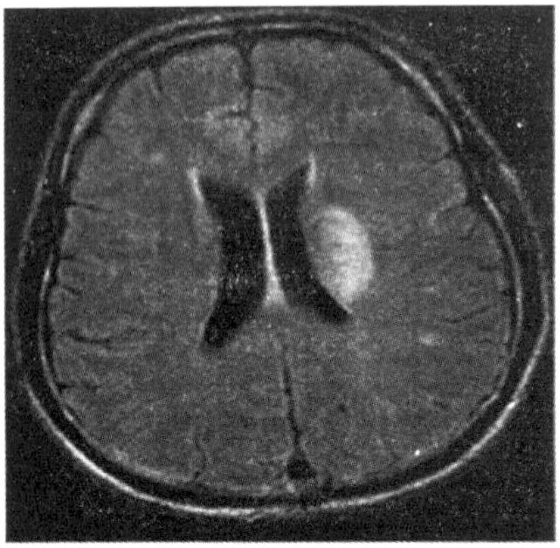

图 2-5　FLAIR

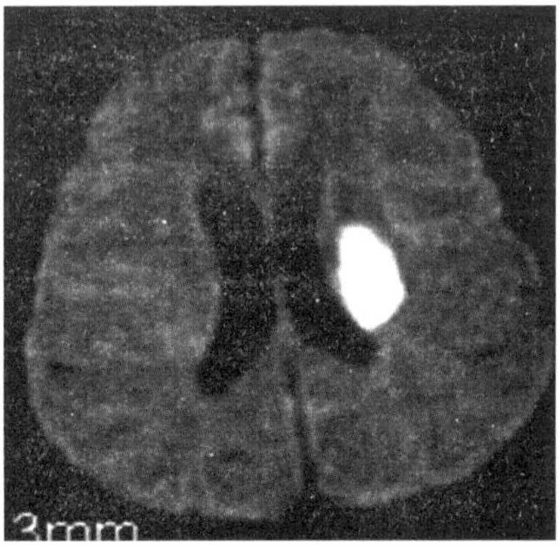

图 2-6　DWI

六、诊断

1. 发病特点

中老年人；有基础病变史；静态下发病，病后几小时或几天内症状达高峰。

2. 临床表现

取决于梗死灶的大小和部位，主要表现为局灶性神经功能缺损的症状和体征。

3. 影像学检查

CT 显示低密度影，MRI 显示长 T_1 和 T_2 异常信号。

七、治疗

1. 一般治疗

具体如下：

（1）卧床休息，头部抬高 10 度。

（2）保持呼吸道通畅，预防感染，合理使用抗生素。

（3）注意营养均衡，有意识障碍的应留置胃管，以肠内营养为主，注意维持水、电解质平衡，注意预防消化道出血，可适当选用 H_2 受体拮抗剂或质子泵抑制剂。如出现明显的呼吸困难、窒息应考虑行气管插管和机械通气。

（4）脱水降颅压：①甘露醇是最常用的脱水剂，短时间内可明显提高血浆晶体渗透压，达到渗透性利尿作用，用后 10 分钟开始利尿，2~3 小时达高峰，维持 4~6 小时。用法：125~250mL 快速静脉滴注，6~8 小时一次，疗程5~7天。②人血白蛋白，可明显提高血浆胶体渗透压，达到渗透性利尿作用，但需与呋塞米联合应用方能取得较好的利尿效果。用法：先用白蛋白 10~12.5g 静脉滴注（每 8 小时一次），接着用呋塞米20~40mg 静脉注射。③呋塞米，可与甘露醇或（和）人血白蛋白交替使用，20~40mg，每6~8 小时一次。④甘油果糖，高渗性脱水剂，其渗透压相当于血浆的 7 倍，起效时间较慢，约 30 分钟，但持续时间长达 6~12 小时。用法：250~500mL 静脉滴注，1~2 次/天。

在脱水药物的使用中，需注意：老年患者大量使用甘露醇时易出现心肾衰竭，须记录出入量，观察心律及心率变化；甘油果糖在滴注过快时可能导致溶血；呋塞米易出现水、电解质紊乱，特别是低血钾，临床应重视监测相应指标。

（5）维持血压在发病前之稍高水平，一般不使用降血压药物，以免减少脑血流灌注量，加重梗死。若发病后 24~48 小时血压超过 220/120mmHg 或平均动脉压超过 130mmHg 时，可考虑加用降压药，首选 ACEI 类降压药；若舒张压超过 140mmHg，可用硝普钠 0.5~10μg/（kg·min），维持血压在 170~180/（95~100）mmHg 水平。

调控血压要注意：①控制过高血压的同时要防止血压下降过低、过快。②严密监测血压，尤其在降血压治疗过程中，要注意保护靶器官，特别是心、脑、肾。③降血压方案要个体化，要综合考虑患者的基础血压、对原有降血压药物敏感性以及是否并发其他疾病等。④调控血压要平稳，一般主张使用长效降血压药物。

2. 抗凝治疗

目的在于防止血栓扩散和新血栓形成。急性期是否使用抗凝治疗，目前仍存在争议。常用低分子肝素：4 000~5 000IU，2 次/天，腹壁皮下注射，连用 7~10 天。华法林：6~12mg/d，口服，3~5 天后改为 2~6mg/d 维持，逐步调整 INR，使之控制在 2.0~3.0 之间。

3. 抗血小板

多数无禁忌证，不进行溶栓治疗的患者在 48 小时内应开始使用阿司匹林。发病后尽早口服阿司匹林 150~300mg/d，急性期后可改用 50~150mg/d 的预防剂量。对于不能耐受阿司匹林的患者，可选用氯吡格雷 75mg/d；也可考虑用小剂量阿司匹林 25mg 加双嘧达莫缓释剂的复合制剂（片剂或胶囊），2 次/天。

4. 溶栓治疗

溶栓治疗前应常规做凝血功能检查。

(1) 静脉溶栓：静脉溶栓应严格掌握适应证，提倡超早期溶栓，即发病 3~6小时内。部分因基底动脉血栓导致的死亡率非常高，而溶栓可能是唯一的抢救办法，因而溶栓治疗的时间窗和适应证可适当放宽。

1) 静脉溶栓适应证：①年龄 18~75 岁；②发病后 6 小时内；③脑功能损害的体征持续存在超过 1 小时，且比较严重（NIHSS 评分 7~22 分）；④CT 已排除颅内出血，且无早期脑梗死低密度改变；⑤患者或家属签署知情同意书。

2) 静脉溶栓禁忌证：①既往有颅内出血，包括可疑蛛网膜下隙出血；近 3 个月有头颅外伤史；近 3 周内有胃肠或泌尿系统出血；近两周内进行过大的外科手术；近 1 周内有不可压迫部位的动脉穿刺。②近 3 个月有脑梗死或心肌梗死史。③严重心、肝、肾功能不全或严重糖尿病者。④体检发现有活动性出血或外伤（如骨折）证据者。⑤已口服抗凝药，且 INR>1.5；48 小时内接受过肝素治疗（APTT 超出正常范围）。⑥血小板计数 $<100\times10^9$/L，血糖<2.7mmol/L。⑦血压，收缩压>180mmHg，或舒张压>100mmHg。⑧妊娠。⑨不合作。

3) 常用的药物有：①尿激酶（UK）是一种非选择性的纤维蛋白溶解剂，将纤溶酶原直接激活并转化为纤溶酶，裂解血栓表面以及游离于血液中的纤维蛋白，在血栓内外发挥纤溶作用。安全、抗原性小，但其选择性较差，血液中的纤维蛋白原和血栓中的纤维蛋白可被同时溶解，容易引起出血，相比重组组织型纤溶酶原激活物（rt-PA），其价格相对便宜，临床上仍在使用。50 万~100 万 IU 加入 0.9%氯化钠注射液中，在 1 小时内静脉滴注。②rt-PA 是我国目前广泛使用的主要溶栓药，是一种选择性的纤维蛋白溶解剂，作用原理同尿激酶，较少出现全身抗凝、纤溶状态。早期静脉溶栓再通率为 20%~60%。一次用量是 0.9mg/kg，用法：先静脉推注 10%的药物剂量，余液在 1 小时内持续静脉滴注。

4）溶栓治疗时需注意：①将患者收到脑梗死单元进行全面监测；②神经功能评估需要定时进行，在静脉滴注溶栓药物的过程中每 15 分钟一次，随后 6 小时内每 30 分钟一次，此后 60 分钟一次，直至 24 小时；③如患者突然出现严重的头痛、血压急剧增高，恶心或呕吐，应立即停用药物，紧急进行头颅 CT 检查；④定时血压监测；⑤溶栓治疗 24 小时内不使用抗凝、抗血小板药物，24 小时后无禁忌证的患者可用阿司匹林 300mg/d，共 10 天，以后改为 75~100mg/d 的维持量；⑥静脉溶栓后，应综合患者病情选择个体化方案进行综合治疗。

（2）动脉溶栓：既往运用的血管内介入治疗的方法主要有动脉介入接触性溶栓术，近年也提出不少新方法，其中具有代表性的技术为机械取栓术 Penumbra、低频经颅多普勒（TCD）颅外超声辅助及 EKOS 血管内超声辅助的动脉介入溶栓术、介入溶栓或取栓辅助血管成形术等。

5. 降纤治疗

通过降解血中纤维蛋白原、增强纤溶系统活性以抑制血栓形成，常用药物有：巴曲酶、降纤酶、安克洛等。

6. 血管扩张剂及脑活化剂

急性期不宜使用，因急性期脑缺血区血管呈麻痹及过度灌流状态，会导致脑内盗血而加重脑水肿，宜在脑梗死亚急性期（2~4 周）使用。另外，可以根据患者情况选用一些中药制剂，如川芎嗪、银杏制剂、疏血通等，但目前缺乏一些大规模、多中心、随机对照的临床实验的研究。

7. 脑保护剂

丁苯酞软胶囊是目前唯一具有线粒体保护作用的脑微循环重构剂，因其独特的药理机制，在临床运用中发现对脑梗死有治疗和预防作用，同时对改善脑梗死后所致神经功能缺损、记忆障碍及血管性痴呆有一定的作用。

8. 外科治疗

小脑幕上大面积脑梗死、有严重脑水肿、占位效应明显、尚未形成脑疝者，可行开颅减压术；对于颈动脉狭窄性疾病，颈动脉内膜切除术（CEA）是一项重要的手段。颈动脉狭窄>70%，患者有与狭窄相关的神经症状；或颈动脉狭窄<70%，但有明显与狭窄相关的临床症状者，可考虑行血管内介入治疗术，包括颅内外血管经皮腔内血管成形术及血管内支架置入等，其与溶栓治疗的结合已经越来越受到重视。此外，动脉血管成形术（PTA）也在临床上有一定的运用。

9. 神经干细胞移植

神经干细胞（NSCs）是一种具有分裂潜能和自我更新能力的母细胞，可产生各种类型的神经细胞，在脑梗死后神经功能修复方面有着广阔的应用前景。

八、最新进展

脑梗死是局部脑组织急性血供减少，导致局灶性神经功能的缺失。主要病因是大血管的狭窄、小血管疾病和心源性脑栓塞，也有研究指出，遗传因素是脑梗死发生的独立危险因素，这可能与遗传易感基因存在相关性。目前对脑梗死与基因的相关性研究有以下 3 种方法：连锁不平衡、候选基因、全基因组关联研究（GWAS）。其中运用微阵列数据对数以百万的基因进行基因分型方法的 GWAS，对脑梗死易感基因的研究进行了彻底的改革。然而，目前 GWAS 中脑梗死的阳性位点报道并不多，且在不同种族、地区存在着明显的差异，其中 2010 年 Ikram 等进行的全基因组关联分析，在白人和黑人样本中发现染色体 12p13 上 NINJ2 基因 rs12425791 与 rs11833579 遗传多态性与脑梗死发生风险的关联均达到 GWAS 显著水准，也是目前研究的热点之一。

但是目前对于染色体 12p13 上 NINJ2 基因 rs12425791 与 rs11833579 遗传多态性与脑梗死发生风险的关联研究中，在亚洲和欧洲人群不同样本量的研究分析中，都未得出一致的结论。近期发表一项 Meta 分析结果显示，等位基因模型和显性模型的分析中发现 rs12425791 与脑梗死存在着显著关联，但是并没有在其他的模型中重复得出相同结论。2012 年发表的另一项对亚洲人群的更大样本量的 Meta 分析得出 rs12425791 与脑梗死发生风险在显性模型中存在显著关联。2013 年对来自 10 个中国人群体的研究结果并未得出 rs12425791 基因型、等位基因与中国汉族人脑梗死发生风险相关联。因此，目前对于脑梗死的易感基因并没有一致的结论，且基因与环境、种族、地区均有一定的相关性。

目前对于脑梗死并不能治愈，因此，预防十分重要。随着基因组学研究的进一步的深入，有望为寻找脑梗死的易感基因提供更多的手段和证据，为脑梗死的防治提供更多的参考。

第三章

呼吸系统急危重症

第一节　重症哮喘

支气管哮喘（简称为哮喘）是一种气道慢性炎症性疾病，无地域和种族的局限性，也无年龄和性别的明显差异。在我国，支气管哮喘的患病率为0.5%~5.29%，已经成为严重的社会卫生问题。早在2002年11月在北京召开的全国第四届哮喘会议就根据世界卫生组织2002年制定的《全球支气管哮喘防治创议》（GINA）对支气管哮喘做了如下定义：支气管哮喘是多种细胞（如嗜酸性粒细胞、肥大细胞、淋巴细胞、嗜中性粒细胞和气道上皮细胞等）和细胞组分参与的气道慢性炎症性疾病。这种慢性炎症导致气道高反应性，并引起反复发作性的喘息、气急、胸闷或咳嗽等症状，常在夜间和/（或）清晨发作、加剧，通常出现广泛多变的可逆气流受限，多数患者可自行缓解或经治疗后缓解。

几乎所有的支气管哮喘患者都有长期性、周期性和发作性的特点。它以反复性发作的呼吸困难为特点，表现为呼气流速的下降。病情加重可在数小时或数天内出现，但偶尔在数分钟内即可危及生命。故应针对患者病情做出迅速正确的判断，给予及时有效的治疗。大多数患者经积极治疗，预后良好。但哮喘重度发作则属临床急重症，可迅速发展为呼吸衰竭以及发生一系列并发症而危及生命，故需急诊或住院监护治疗。重症哮喘发作约占住院哮喘患者的10%，病死率高达9%~38%，是临床医师面临的一个难题。

一、概述

2009年来自欧洲呼吸学会（ERS）和美国胸科学会（ATS）的哮喘专家组对重症哮喘的定义进行了更新并提出评估和治疗建议（该指南于2014年发表）。在这份指南中，年龄≥6岁患者重症哮喘的定义为“在过去1年中，需要GINA指南建议的4~5级哮喘药物治疗：大剂量吸入糖皮质激素（ICS）联合长效β_2受体激动剂（LABA）或白三烯调节剂/茶碱、或全身激素治疗≥50%的时间，以防止其变成‘未控制’哮喘，或在上述治疗时仍表现为‘未控制’哮喘”。未控制哮喘需至少符合以下一项：①症状控制差：ACQ评分一直大于1.5，ACT评分<20（或GINA指南为“非良好控制”）；②频繁重度发作：过去1年中接受全身激素治疗≥2次（每次超过3天）；③严重发作：在过去1年中至少1次住院、入住ICU或机械通气；④气流受限：适当停用支气管舒张剂后，FEV_1占预计值%<80%（同时FEV_1/FVC降低至小于正常值下限）。得到控制的哮喘在上述大剂量吸入糖皮质激素（ICS）或全身激素（或联合生物制剂）减量时恶化，亦属于重症哮喘。

12岁以上患者大剂量ICS的标准为：二丙酸倍氯米松（BDP）≥1 000μg/d（干粉吸入剂DPI或者含氯氟烃定量吸入剂CFC MDI），≥500μg/d（含氢氟烷定量吸入剂HFAMDI）；布地奈德（BUD）≥800μg/d（DPI或MDI）；环索奈德≥320μg/d（HFA MDI），丙酸氟替卡松（FP）≥500μg/d（HFA MDI或PDI），糠酸莫米松≥800μg/d（DPI），曲安奈德（TAA）≥2 000μg/d。

根据2014年ERS/ATS指南的定义，重症哮喘包括难治性哮喘以及伴有治疗不充分的并发症如严重鼻窦疾病或肥胖的哮喘。难以控制的哮喘，大部分与哮喘病情的严重性相关，但小部分“难以控制的哮喘”与哮喘的严重性无关，实际上这小部分患者首先要考虑“支气管哮喘”的诊断是否正确，由非支气管哮喘引起的喘息原因很多，常见的包括：①声带功能异常（VCD）；②上气道阻塞性疾病；③复发性多软骨炎；④闭塞性细支气管炎；⑤慢性阻塞性肺疾病（COPD）；⑥心源性哮喘。这些疾病误诊为支气管哮喘时常成为其治疗失败的一个主要原因。因此，考虑是否存在引起喘憋的其他疾病在评价支气管哮喘的诊治上至关重要。另外，一些伴随性疾病和诱因，如具有部分哮喘特征的变应性支气管肺曲霉病、Churg-Strauss 综合征等常能影响哮喘的治疗；支气管哮喘的特殊类型如激素抵抗性哮喘、β_2 受体抗体或 β_2 受体下调性哮喘等，也可以成为支气管哮喘难以控制的重要因素。因此，在评价这类患者时，应考虑到各种可能诱发甚至加重支气管哮喘的相关诊断或条件。

二、病因

重症哮喘的发病原因很多，发现和排除患者的致病因素非常重要。目前认为主要的致病因素包括：

1. 呼吸道感染

常见有病毒、支原体、衣原体和细菌感染。感染可使气道上皮损伤，感觉神经末梢暴露，导致气道神经源性的炎症。感染本身可引起支气管黏膜充血肿胀及分泌物增多，甚至形成黏液痰栓而加重气道阻塞。此外，某些病原微生物及其代谢产物还可作为抗原引起或加重哮喘发作。

2. 哮喘触发因素的持续存在

诱发哮喘的吸入性变应原或其他刺激因素的持续存在，使机体持续地产生各种变态反应，使气道炎症和气道高反应性进行性增加，支气管黏膜充血水肿、黏膜大量分泌黏液并形成黏液栓，加上支气管平滑肌极度痉挛，导致了严重的气道阻塞。

3. 糖皮质激素使用不当

长期吸入或口服大剂量糖皮质激素，常伴有下丘脑-垂体-肾上腺轴功能的抑制，突然停用，可造成体内糖皮质激素水平的突然降低，致使哮喘恶化且对支气管舒张剂反应不佳。

4. 心理社会性因素的急剧变化

精神过度紧张、烦躁不安、恐惧和忧虑等因素均可加重支气管平滑肌收缩，导致哮喘病情的恶化和发作加剧。心理社会性因素也可通过影响神经肽类，如 P 物质（SP）、神经激肽 A（NKA）等的分泌而加重哮喘。

5. 水、电解质、酸碱平衡的紊乱

哮喘急性发作时，患者大量出汗和经呼吸道丢失水分增加，吸氧时湿化不足，茶碱类药物的利尿作用均可造成患者不同程度的脱水，从而使痰液更为黏稠，形成难以咳出的黏液痰栓，广泛阻塞中小气道，加重呼吸困难且难以缓解。低氧血症可使无氧糖酵解增加，体内酸性代谢产物积累而合并代谢性酸中毒，此时气道对许多支气管舒张药物的反应性降低，进一步加重哮喘的病情。

6. 严重并发症的出现

哮喘急性发作时，患者肺过度通气可使肺泡过度膨胀，肺脏层胸膜破裂并发气胸和纵隔气肿，使哮喘病情持续加重。气道阻塞引起肺不张、合并呼吸衰竭、心律失常等，都可使哮喘进一步恶化。

三、发病机制

过去 20 年的研究已经证实免疫学途径是哮喘发病的基础，免疫反应的一个关键步骤是 T 淋巴细胞被抗原激活。T 细胞激活可分化为 Th1 和 Th2 两种亚群，其中 Th2 细胞在哮喘发病中起到了重要作用。哮喘患者 Th1 功能下降而 Th2 功能异常增高。Th2 细胞可合成和释放多种细胞因子和趋化因子，调节 IgE 和引起肥大细胞、嗜碱性粒细胞、嗜酸性粒细胞的成熟、募集和活化，并释放多种炎症介质，导致哮喘的气道炎症反应。

但目前的研究表明，在重症哮喘中，中性粒细胞参与了炎症反应，并有支气管上皮组织损伤和气道重构的证据，表现出持续的支气管上皮细胞破坏和修复的慢性损伤的特点。由于支气管上皮组织的损伤刺激而动员了间质细胞参与到损伤修复过程，其释放多种生长因子包括表皮生长因子（EGF）、转化生长因子-α（TGF-α）、双向调节蛋白、肝素结合样生长因子（HB-EGF）、角质化细胞生长因子（KGF）、成纤维细胞生长因子（FGF）、胰岛素样生长因子（IGF）、血管内皮生长因子（VEGF）和转化生长因子-β（TGF-β）等，这些因子共同促进了气道重构以及新生的血管形成。

支气管上皮是哮喘炎症反应的主要靶细胞，是促炎性细胞因子和介质的主要来源。上皮功能的紊乱和间质细胞的活化表明上皮-间质营养单元（EMTU）在重症哮喘发病过程中起到重要作用。EMTU 与肺的发育、疾病的慢性改变和气道重构有关，该过程包括逐渐增多的细胞外基质在上皮基膜下的不断积聚，弹力纤维丝断裂，间质胶原沉积，从而导致气道壁的增厚、僵硬。在重症哮喘中，气管、呼吸性细支气管和肺泡管的平滑肌肌纤维肥大和增生，肥大细胞增殖和活化，分泌的肿瘤坏死因子α（TNF-α）、IL-1、IL-3、IL-8、IL-9、IL-13水平增高，而IL-13被认为是导致炎症反应和气道重构的一个重要细胞因子。

四、病理生理

支气管哮喘是由多种炎症细胞参与的气道慢性炎症。哮喘急性发作时的基本病理变化是支气管平滑肌的痉挛和黏膜慢性炎症导致的上皮脱落、黏膜水肿、腔内黏液嵌塞和微血管渗漏，结果引起气道阻力的增加，呼吸功能的改变。对于哮喘急性发作的机制目前尚不清楚，但各种炎症细胞活化而产生强效的炎症介质，是哮喘病理生理变化的核心。死于重症哮喘急性发作的患者，尸检发现：气管腔内有血浆蛋白渗出，气管黏膜和黏膜下水肿，细支气管中嗜酸性粒细胞、中性粒细胞、浆细胞渗出；此外，支气管平滑肌增生肥大，黏膜和黏膜下血管增生，上皮细胞脱落、上皮基膜下胶原层增厚。在支气管壁和管腔内出现所有炎症细胞几乎都与哮喘黏膜炎症的发生有关，但骤然发作的致死性哮喘可能更多与支气管黏膜中增多的中性粒细胞相关，这些患者气管内干燥，与黏痰堵塞的情况不同，认为是一种特殊的变异性哮喘。

导致重症哮喘急性发作的原因多种多样，可逆性的气道阻力增加导致气流速度下降，气道过早闭合，肺过度充气，呼吸功增加，肺的弹性回缩力改变。此外，还有通气/血流（V/Q）比例失调、气体交换障碍一致的动脉血气改变。哮喘发作时显著的过度充气，胸膜腔内压增加，影响了循环系统，右心后负荷增加，其心电图表现为肺动脉高压，右心室损害。

哮喘急性发作的病理生理改变中，肺过度充气起了十分重要的作用。随着动态过度充气增加，内源性呼气末正压（PEEPi）增大，吸气肌肉起始收缩时的静息长度变短，吸气肌肉的收缩力下降，最后可能会导致呼吸肌疲劳。由于呼气时胸膜腔内压增加，气道狭窄更为明显，加之PEEPi的存在，呼气不再是被动的过程，而是需要呼气肌肉的主动参与才能进行，最后甚至需要动员辅助呼气肌，此时若气道阻塞不迅速解除，潮气量将进行性下降，最终出现呼吸衰竭。

五、诊断

1. 临床表现

（1）症状：重症哮喘患者多表现为喘息、咳嗽、严重的呼气性呼吸困难，常规应用 β_2 受体激动剂和茶碱等支气管舒张剂后喘息症状不缓解。患者常有焦虑、烦躁、大汗淋漓，语言断续或不能说话，病情危重者可出现嗜睡、意识障碍，甚至昏迷。

（2）体征：重症哮喘发作时患者常表现为脸色苍白、口唇指端发绀，呈前弓位端坐呼吸，常有辅助呼吸肌参与呼吸运动和明显的“三凹征”，有时呼吸运动呈现为矛盾运动（吸气时下胸部向前而上腹部则向内侧运动）。呼气时间明显延长，呼气期两肺满布哮鸣音。但危重患者呼吸音或哮鸣音可以明显减弱甚至消失，表现出所谓的“静息胸”。呼吸频率>30 次/分，心率>120 次/分，常有“肺性奇脉”和血压下降。

2. 辅助检查

（1）气流阻塞程度的测定：第一秒钟用力呼气容积（FEV_1）和呼气流速峰值（PEF）的测定可较客观反映气流阻塞的程度。重症哮喘时，FEV_1 和 PEF 小于预计值或患者最佳状态的 30%～50%（通常 FEV_1<1 升或 PEF<120L/min）。常规应用 β_2 受体激动剂和茶碱等支气管舒张剂后 PEF 仍小于预计值或患者最佳状态 50%。

（2）气道炎症标志物的检测：一氧化氮（NO）可由人类肺脏产生并存在于呼出气中，过去 20 年中，许多研究发现 NO 在肺脏生理与包括哮喘在内的多种肺脏疾病的病理生理中发挥着重要的作用，呼出气一氧化氮（FeNO）可间接反映气道炎症的上调，在哮喘患者的诊断、治疗与监测中有一定的指导作用。因此，2011 年 ATS 发布了一个关于 FeNO 检测与应用的指南，推荐在哮喘的诊断过程中需要客观证据时，可检测 FeNO，且 FeNO<25μg/L 可能反映嗜酸性粒细胞性炎症及对激素敏感的可能性较小。而在有症状的哮喘患者中，FeNO>50μg/L 可能反映患者对激素敏感。FeNO 处于上述界值之间时，所反映的意义需根据临床情况谨慎解读。

（3）血气分析：重症哮喘急性发作时大多表现为低氧血症，PaO_2<60mmHg，

约 8%患者 PaO_2<50mmHg，2%患者 PaO_2<40mmHg。出现高碳酸血症是哮喘危重的表现，当 CO_2 潴留时，大部分患者 $PaCO_2$ 比正常值高出 10~15mmHg，7%的患者达到 60~70mmHg，0.4%患者超过 70mmHg。极度的气流受限，可出现代谢性酸中毒。如心排血量降低，外周组织的低氧状态可导致乳酸性酸中毒。在重症哮喘的治疗过程中大量使用糖皮质激素或补充碱性药物可促发代谢性碱中毒。

（4）X 线胸片：重症哮喘患者必须做 X 线胸片检查，以了解有无气胸、纵隔气肿的发生以及是否存在肺实变、肺不张。

（5）心电图检查：急性重症哮喘患者的心电图常表现为窦性心动过速、电轴右偏、T 波双相、倒置、ST-T 改变，可有房性或室性期前收缩、室上性心动过速出现。

3. 诊断标准与鉴别诊断

可参考美国急救中心对成人急性重症哮喘的诊断标准做出判定。

（1）症状/既往史：①严重呼吸困难、咳嗽、胸闷和喘息；②行走 100ft（1ft=0.304 8m）以上困难；③呼吸急促引起说话不连续；④晕厥或几乎晕厥。

（2）体检结果：①奇脉（≥12mmHg）；②使用辅助呼吸肌；③出汗，无法平卧；④心率>120 次/分；⑤呼吸频率>30 次/分。

（3）呼气流速：①FEV_1 或 PEF 基础值<30%~50%预测值或个人最佳值（由临床判断）；②治疗完成后 PEF 仍无法提高 10%。

（4）氧合作用：PaO_2<60mmHg；或动脉血氧饱和度<90%。

（5）通气功能：$PaCO_2$≥40mmHg。

需与重度哮喘发作相鉴别的疾病包括：①急性心肌缺血/充血性心力衰竭；②慢性阻塞性肺病的急性加重期；③上气道阻塞性疾病/气道异物；④肺栓塞；⑤哮喘合并气压伤；⑥哮喘合并肺炎。

六、治疗

对危重症哮喘患者的抢救治疗应包括：对病情严重程度进行客观评价及给予相应的监护，及时发现和去除诱因，正确采用综合性治疗措施以快速缓解气道阻塞、纠正低氧血症、防止并发症的发生。

（一）患者初步的评估与处理

重症哮喘发作时应当及时进行处理，而对病情的客观评价是抢救成功的重要环节，初步评估应包括：

1. 重症哮喘急性发作的确定。

2. 简要了解病史，包括症状出现和持续的时间，以及上次加重的病史，分析哮喘加重的原因。

3. 患者的精神状态、意识水平改变和呼吸困难的程度，动态评估其 FEV_1 和 PEF 变化，客观了解气流阻塞的程度。

4. 患者气道、呼吸和循环（ABCs）状态的判定。对血流动力学不稳定，有心脏呼吸暂停较大可能者应及时进行气管插管术。

（二）常规治疗方法

1. 氧疗

所有重症哮喘患者都需要辅助供氧，最好能够面罩给氧。吸氧浓度一般为30%~50%。当有严重的呼吸性酸中毒和肺性脑病时，吸氧浓度应低于30%。

2. β_2 受体激动剂

β_2 受体激动剂的吸入治疗是急性哮喘发作治疗时的一线用药。吸入给药比静脉注射更为有效和安全。可根据病情选用以压缩空气或氧气为动力的雾化溶液吸入、经呼吸机的进气管道的侧管雾化吸入、定量吸入器（MDI）+贮雾罐不同的方法吸入。急性重症患者雾化吸入沙丁胺醇溶液的标准给药方式为起始剂量 2. 5mg，每隔 20 分钟可重复 1 次，连续给药 3 次（即连续吸入 1 小时），以后再根据患者的病情决定给药的时间间隔（一般以小时为间隔时间）。定量吸入器+贮雾罐吸入沙丁胺醇和雾化吸入同样有效，吸入剂量与患者症状的严重程度有关，开始推荐剂量为每 15~20 分钟吸入4~8次。有研究发现雾化吸入沙丁胺醇溶液的起始剂量 5mg，间隔 40 分钟，再次吸入 5mg 沙丁胺醇；这种给药方式与标准给药方法相比可以更快地改善肺功能。给药过程中要密切注意窦性心动过速、手颤等不良反应。有证据表明沙丁胺醇的 S 异构体可增加细胞内钙离子浓度，增加气道反应性，起效比 R 消旋异构体慢 10 倍，易随着给药频率的增加而出现蓄积。最近，美国 FDA 批准沙丁胺醇的 R 消旋异构体作为哮喘的治疗用药，临床研究表明，levalbuterol 是一种有效的支气管舒张剂，比沙丁胺醇副作用小。哮喘严重发作时，可能因严重气道阻塞或患者太衰弱而影响吸入治疗效果，故也可采用静脉途径给药，一般每次用量为沙丁胺醇 0.5mg，滴速 2～4μg/min，易引起心悸，只有在其他疗法无效时使用。应用 β_2 受体激动剂时应注意：严重高血压、心律失常、心绞痛的患者禁用；就诊前过量使用 β_2 受体激动剂，心率>120 次/分者不宜再使用；静脉注射 β_2 受体激动剂可能引起严重的低钾，应及时补充钾盐。

3. 糖皮质激素

是目前最有效的抗炎药物，能有效地抑制哮喘气道的迟发性反应，降低气道高反应性；若及早使用，对哮喘的速发相反应也可起抑制作用；此外，糖皮质激素还能恢复支气管 β 受体对相应激动剂的敏感性。使用原则是：早期、足量、静脉给药、短程。大量的研究表明，在急诊室应用吸入糖皮质激素与患者 FEV_1 的迅速改善和低住院率有关，Rodrigo 证实在急诊室给急性哮喘患者吸入高剂量的糖皮质激素 3 小时即可改善患者肺功能，表明吸入糖皮质激素可以导致局部血管收缩而减轻气道黏膜水肿和微血管渗漏。Rowe 等证实口服大剂量糖皮质激素（如口服泼尼松 50mg/d，用 7～10 天）加上持续应用吸入糖皮质激素可以减缓哮喘的急性加重和避免使用辅助通气治疗。而对于危重哮喘发作患者应及早采用琥珀酸氢化可的松或甲泼尼龙静脉注射作为紧急处理。关于哮喘患者在急诊室和住院期间应用糖皮质激素的最佳剂量，一直都有争议。由于没有精确的剂量-反应关系，McFadden 发现 10～15mg/（kg·24h）氢化可的松，或者等量的其他糖皮质激素（如甲泼尼龙 120～180mg/d），对于急性重症哮喘患者的治疗是最有效的。这也是美国国家哮喘教育和预防计划（NAEPP）专家会议和加拿大成人哮喘急诊处理指南所推荐剂量。2006 年 GINA 对于急性哮喘发作的推荐剂量是等剂量的泼尼松 40～60mg 每天 1 次或者分 2 次用。Haskell 等研究表明大剂量甲泼尼龙（125 毫克/次，每 6 小时 1 次，连用 3 天）比中剂量甲泼尼龙（40 毫克/次，每 6 小时 1 次，连用 3 天）或小剂量甲泼尼龙（15 毫克/次，每 6 小时 1 次，连用 3 天）更适用于严重哮喘发作的治疗，这种大剂量短疗程方式给药起效快，不良反应少，大多数患者症状在 3～5 天内逐渐缓解。使用糖皮质激素时应注意原有溃疡病、高血压、肺结核、糖尿病的患者激素用量不宜过大。

4. 茶碱（甲基黄嘌呤）类

除支气管舒张作用外，亦有强心、利尿、扩张冠状动脉和兴奋呼吸中枢和呼吸肌的作用。对急性重症哮喘患者，尤其对 β_2 受体激动剂已不敏感者，常首先用氨茶碱做静脉注射，首剂负荷剂量为 4~6mg/kg，缓慢静脉注射（20~30 分钟），继而用 0.5~0.8mg/（kg·h）做静脉滴注维持治疗 2~3 天。有效而安全的血浓度应保持在 5~20mg/L，若大于 20mg/L 则毒性反应明显增加。茶碱的不良反应有焦虑、恶心、呕吐、心率加快，严重的有呼吸急促、惊厥、心律失常、昏迷乃至死亡。对老年人、幼儿，有心力衰竭、肝功能损害、肾功能障碍及甲状腺功能亢进症患者慎用，西咪替丁、口服避孕药、大环内酯类和喹诺酮类药物等能影响茶碱的清除率，联用时应注意茶碱血药浓度的监测。茶碱与糖皮质激素合用有协同作用，但茶碱与 β_2 受体激动剂联合使用时可能增加心律失常的发生和对心肌的损害。

5. 补充足量液体，纠正水、电解质和酸碱平衡失调

（1）纠正失水

1）补液量和补液的种类：急性重度哮喘发作时患者失水造成痰液黏稠难咯出，加重呼吸道阻塞，纠正失水后可有利排痰。国外研究发现，静脉内补充 250~500mL 生理盐水可使进行机械通气治疗的重症哮喘患者的肺无效腔量减少 4.2%，故对患者有益。轻度脱水患者能口服或鼻饲补液者可经胃肠道补液；中、重度失水时均需静脉补液。急性重度哮喘发作患者不能进水时补液总量=累积丢失量+继续丢失量+生理需要量。累积丢失量可在 48 小时左右补完。急性重度哮喘发作患者的失水多为高渗性失水，故以补充 5%~10% 葡萄糖溶液为主；为防止补液后发生稀释性低钠血症，可适当补充生理盐水，一般两者的比例为（3~4）：1。在基本纠正失水的患者，若仍不能经胃肠道进食进水，则仍需进行维持补液，以保证生理需要量和能量供给。

研究发现在重度哮喘发作时，患者治疗前的血浆抗利尿激素（ADH）水平常明显增高，其中一部分患者在静脉补液后 ADH 水平倾向于下降，此部分患者治疗前的血浆 ADH 升高是继发于机体对失水的正常反应；另一部分患者补液后 ADH 水平不会下降，即存在抗利尿激素分泌异常综合征（SIADH），此时补液

过多易导致水中毒，治疗时需引起注意。

2）补液速度：应先快后慢，有休克的患者补液的第一小时内可输入 1 000～2 000mL生理盐水以尽快纠正休克，但需密切监测患者脉搏、血压、尿量及心功能不全的症状和体征，必要时应行 CVP 测定以监测补液速度，CVP> $12cmH_2O$ 时，考虑补液量及速度超过循环系统的耐受能力，宜减慢补液速度。

（2）纠正电解质紊乱：补液时需监测电解质的变化情况，同时予以纠正，一般在给予补液和纠正酸碱平衡失调后电解质紊乱可随之好转。若无明显脱水，补液过多，可使低钾血症加重或稀释性低钠血症的出现，应在补液过程中根据电解质检查的情况进行处理。

1）低钠血症：对轻中度低钠血症患者，一般补等渗氯化钠溶液。若血清钠浓度<120mmol/L，补充 3%氯化钠溶液，每小时血清钠浓度升高 1. 0mmol/L 左右。治疗第一天，血清钠浓度纠正至 125～130mmol/L。

2）低钾血症：对血清钾浓度为 3. 0～3. 5mmol/L 的轻度低钾血症患者，口服补钾即可；中重度低钾血症患者应静脉补钾治疗。一般血清钾浓度为 3. 5mmol/L 时，体内缺钾量为 300～400mmol/L，若血清钾浓度为 2. 0mmol/L 时，缺钾量为 400～800mmol/L。补充 40～60mmol（3～4. 5g）氯化钾可使血清钾暂时升高 1. 0～1. 5mmol/L，补充 135～160mmol（10～12g）氯化钾可使血清钾暂时升高 2. 5～3. 5mmol/L。由于补充的钾离子中的一部分可进入细胞内，故不久血清钾浓度又可下降，因此应反复测定血清钾浓度，及时调整补充。而患者尿少或无尿时应先限制补钾，待尿量明显增加时则开始补钾。

（3）纠正酸碱平衡失调

1）呼吸性酸中毒：对单纯以呼吸性酸中毒为主的酸血症，治疗上应以去除诱因，改善通气为主。给予氧疗，化痰排痰、清除呼吸道分泌物，予糖皮质激素和支气管舒张剂解除支气管平滑肌痉挛，保证呼吸道通畅，则可改善呼吸性酸中毒，一般不需应用碱剂治疗。有研究表明通过对急性重度哮喘并呼吸性酸中毒的患者吸入氦-氧混合气体（60%～70%氦气，30%～40%氧气）的方法可有效改善通气功能，血 pH 值回升，临床症状好转。

2）代谢性酸中毒：在呼吸性酸中毒合并严重代谢性酸中毒（pH≤7. 20）者，可给予 5% $NaHCO_3$ 溶液纠正。静脉补液量按下列公式计算：所需碱量

(mmol) = [24 (mmol/L) $-HCO_3-$测定值 (mmol/L)] ×体重 (kg) ×0.6。补充时应先给计算量的 1/3~1/2，然后再根据病情变化及血气分析结果进行补充。

纠正酸中毒可改善β肾上腺素能受体对内源性及外源性儿茶酚胺的反应性，有助于改善呼吸功能。治疗时需监测患者的临床表现及动脉血气变化，防止输入碱剂过量所致的循环负荷加重及医源性代谢性碱中毒。

一般高乳酸血症在改善通气和组织有效灌注后即可纠正，不需特殊治疗。

6. 促进排痰

痰液阻塞气道，影响通气和换气功能，因此重症哮喘患者促进排痰疏通气道相当重要。尤其痰液黏稠者，应给予氨溴索静脉注射，15~30 毫克/次，2~3 次/天，稀释痰液促进痰液的排出。其他可选用的药物还有乙酰半胱氨酸、溴乙新等。还可根据病情应用超声雾化、机械排痰等方法。

7. 抗胆碱药

吸入抗胆碱药如异丙托溴铵，为胆碱能受体（M 受体）拮抗剂，可以阻断节后迷走神经通路，降低迷走神经兴奋性而起舒张支气管的作用，并有减少痰液分泌的作用。抗胆碱药不是治疗哮喘的一线药物，该类药物达峰效应慢（常需 1~2 小时)，舒张支气管效应不明显。有研究表明，对哮喘发作患者吸入异丙托溴铵对中央气道的疗效与吸入沙丁胺醇相似，但对周围气道的疗效差，而两药联用时无论对中央气道还是周围气道，其疗效均优于各自单用。因此当重症哮喘患者在用标准一线药物治疗效果差时，可联合异丙托溴铵与沙丁胺醇雾化吸入。雾化吸入异丙托溴铵，每次 1~2mL 溶于生理盐水，3~4 次/天。

8. 抗生素（抗细菌和抗真菌药物）

急性哮喘患者咳出大量脓性痰也许并不是肺、支气管细菌感染的证据，多由于呼吸道分泌过多的嗜酸性粒细胞所形成，痰液中嗜酸性粒细胞的浓度与气道炎症反应的严重程度相关。如果没有肺炎或者其他细菌性感染的证据，对于重症哮喘急性加重的患者并不常规推荐使用抗细菌药物治疗。另外，国际指南建议抗真菌药用于重症哮喘伴反复发作的变应性支气管肺曲霉病（ABPA）患者。对于不伴有 ABPA 的重症哮喘患者，无论是否存在真菌致敏（即皮肤点刺试验阳性或血清真菌特异性 IgE 阳性)，建议不要应用抗真菌药物治疗（该建议不适用于抗真菌治疗的其他指征如侵袭性真菌感染的治疗）。

（三）再次评估与进一步处理

对急诊室或住院患者在应用 β_2 受体激动剂，糖皮质激素等治疗 1~3 小时后，应该再次对患者的状况进行评估，以了解治疗的反应，决定后续的治疗计划。

经治疗后，对部分 FEV_1 或者 PEF 大于 70%预计值的患者，仍需继续观察 1 小时，确保病情得到稳定的改善，此中的大部分患者不需要住院治疗。但对于小部分有高危因素的患者，如过去有气管插管和机械通气治疗史或者依从性差的患者，应住院治疗。从急诊室出院的患者，应该继续应用吸入或口服糖皮质激素及吸入 β_2 受体激动剂，制订症状控制及随访计划。虽然没有证据表明基于急诊室的教育有益于患者的症状控制，但美国国家哮喘教育和预防计划（NAEPP）认为哮喘患者的急诊室的治疗过程对于患者以后的哮喘控制是相当重要的。

对部分 FEV_1 或者 PEF 改善在 50%~70%预计值的患者，由于治疗反应不完全，需要仔细分类。一些患者确实症状缓解，在详细的交代和密切的医疗随访下可以出院。但对于高危患者，包括：①有气管插管和机械通气史的患者；②有因重症哮喘发作需急诊就诊和住院史的患者；③加重持续大于 1 周；④就诊前已应用糖皮质激素治疗；⑤家中无良好的控制条件或者依从性差的患者，应该住院治疗。

当哮喘急性加重患者在急诊室 3~4 小时的加强治疗后，FEV_1 和 PEF 依然<50%预计值者，需要住院治疗。而有下列指征时应收入 ICU 监护治疗：①因呼吸急促而语言困难；②意识障碍；③不能平躺；④极度疲劳；⑤FEV_1 或 PEF<25%预计值；⑥吸氧浓度为 40% 的情况下，$PaO_2 < 65mmHg$；⑦ $PaCO_2 > 40mmHg$。

（四）机械通气治疗

机械通气治疗是抢救危重症哮喘发作和防治猝死的重要措施。其目的是减少患者的呼吸做功、防止呼吸肌疲劳加剧，减轻氧耗；增加通气，改善 CO_2 排出和氧的吸入，恢复血气正常值；清除分泌物。

1. 无创正压通气（NPPV）

重症哮喘患者其吸气和呼气时的气道阻力和肺动态顺应性显著增加（过度充气），当 FEV_1 下降至 50%预测值，吸气肌做功增加 7~10 倍。当气道阻塞进一步加重（FEV_1<25%预计值），呼吸功的过度增加，可导致吸气肌疲劳和呼吸衰竭。此时，应给予辅助通气治疗。气管插管有较高的并发症发生率，并且会引起气道阻力增加，而无创正压通气（NPPV）为重症哮喘的治疗提供了一个很好的方法。在重症哮喘患者，经面罩持续气道正压（CPAP）或双水平持续气道正压(BiPAP)均可以抵消内源性呼气末正压（PEEPi），扩张支气管，降低气道阻力，减少呼吸功，并能促进分泌物排除，使膈肌和吸气肌得到休息，减少有害的血流动力学异常改变。

NPPV 的优点有：改善患者状况，减少镇静剂用量，避免气管内插管及由其引起的并发症（包括上呼吸道创伤、鼻窦炎、中耳炎、医院获得性肺炎等）。此外，对气道保护机制，语言和吞咽功能没有任何影响，患者一直处于清醒状态有利于医患双方的交流。Meduri 等证实 NPPV 能够安全有效地用于经积极药物治疗无效的重症哮喘合并高碳酸血症患者。对于神清合作的患者，在行气管插管前应该首先用 NPPV 治疗。

NPPV 常用的通气参数：①潮气量，7~15ml/kg；②RR，16~30 次/分；③吸气流量，自动调节性（PSV 等）或递减型，峰值 40~60L/min；④吸气时间，0.8~1.2 秒；⑤吸气压力，10~25cmH_2O；⑥呼气压力，4~6cmH_2O。

重症哮喘患者在以下情况时不宜应用 NPPV：①低血压休克；②心电图显示心肌缺血、严重心律失常；③昏迷、抽搐而难以保护气道；④有危及生命的严重低氧血症。

经 NPPV 治疗 1~2 小时，若临床指标显示：气促改善，辅助呼吸肌运动减轻和反常呼吸消失，呼吸频率减慢，血氧饱和度增加，心率减慢等。血气指标显示：$PaCO_2$ 下降>16%，pH>7.30，PaO_2>40mmHg，则判定初始治疗有效，应继续 NPPV 治疗。而出现下列情况则应停用 NPPV：神志模糊或烦躁不安，不能清除分泌物，无法耐受连接方法，血流动力学不稳定，氧合功能恶化，CO_2 潴留加重。

2. 气管插管

重症哮喘急性发作而需急诊的患者中仅有小部分需要气管插管和机械通气

治疗。此时气管插管的时机需要综合判定。对急性重症哮喘患者，高碳酸血症（$PaCO_2$>40mmHg）本身并不是气管插管的指征。Bondi 等报道了 27 例急性重症哮喘合并高碳酸血症患者，最后有 23 例（85%）证实并不需要气管插管。

气管插管和机械通气的指征为：①心跳和呼吸骤停；②严重的低氧血症，非重复呼吸面罩下吸氧 PaO_2<50mmHg；③$PaCO_2$>50mmHg 且伴有重度呼吸性酸中毒（动脉血 pH<7.25）；④严重的意识障碍、谵妄或昏迷；⑤呼吸浅快（>30 次/分），哮鸣音由强变弱或消失，呼吸肌疲劳明显；⑥经 NPPV 治疗不能奏效。

对重症哮喘急性发作患者气管插管十分困难，由经验丰富的医师行经鼻插管比较安全，这种方法可以使患者保持直立位，不用麻醉药，对气道基本不造成影响。但经鼻插管限制了管腔直径，损伤上呼吸道，易导致鼻出血的并发症。此外，经鼻插管可以使同时存在的鼻窦疾病恶化，也有可能引起喉头水肿和支气管痉挛。

经口腔插管，在有效地应用镇静剂后，在一些特定的患者（除了濒死患者）和可以自主控制气道的患者都会成功。为了减少气道阻力，便于吸引，插管的管径要≥8mm。快速诱导镇静，在紧急状况下推荐使用，因为它可以最大限度地帮助插管成功。

有效的麻醉镇静可使患者很好地耐受气管插管，保证患者与呼吸机协调，降低氧耗及呼吸功耗。常用的麻醉镇静药如下所述。

（1）地西泮：由于起效慢，而且经常不能达到最佳的肌肉松弛效果，所以不推荐使用。

（2）氯胺酮：具有镇静、镇痛、麻醉和支气管舒张特性的一种静脉用全身麻醉药，广泛用于需要气管插管的急诊哮喘患者。常用剂量为 1~2mg/kg，可提供 10~15 分钟的全身麻醉，但不会引起明显呼吸抑制。氯胺酮可以增加喉部反射，所以应避免过度刺激上呼吸道，减少喉痉挛的发生。

（3）丙泊酚：是一种短效的静脉全身麻醉药，可以减少需要机械通气的支气管痉挛患者的气道阻力，是气管插管的良好诱导剂，对机械通气患者起镇静作用。推荐诱导剂量为 2~2.5mg/kg，随后应用 50~100μg/（kg·min）静脉输注以达到维持机械通气的镇静效果。可以导致低血压，尤其是在血容量不足的患者，应引起注意。

(4) 依托咪酯：是一种速效催眠性全身麻醉药，对心血管和呼吸系统影响小，不会引起组胺释放。对于血流动力学不稳定的患者，它是丙泊酚的替代药品。推荐诱导剂量为 0. 2~0. 6mg/kg。

(5) 罗库溴铵：是一种短效的非去极化型神经肌肉阻滞药，无显著的血流动力学效应，是氯化琥珀胆碱的替代用药。单次静脉注射 0. 6~0. 9mg/kg。

3. 机械通气

重症哮喘患者由于广泛的支气管痉挛，气道反应性明显增高，气道阻力显著增加，因此使用呼吸机控制呼吸时较为困难。机械通气治疗的模式也应根据哮喘患者特定的病况、对治疗的反应和血气分析的跟踪监测及时调整。

哮喘发作时，严重的气流阻塞导致呼气时间延长，即使在较低的通气频率下也会呼气不完全，从而导致了肺泡渐进性的充气过度，促使 PEEPi 形成，如果患者以“常规”潮气量（12mL/kg）和频率（12~16 次/分）进行通气，肺泡过度充气的加重就会产生更高水平的 PEEPi。而 PEEPi 可使静脉回心血量减少，导致严重的血流动力学异常。此外，PEEPi 还起到了吸气阈值负荷（需要负压增加到一定程度才能触发通气）的作用，显著增加呼吸功。因此目前临床上提出“允许性高碳酸血症通气”策略（PHV），即用相对小的潮气量（6~8mL/kg）、较小的分钟通气量（8~10L/min），使血 CO_2 控制在“可接受的水平”，以降低肺部气压伤的危险。虽然高碳酸血症可引起脑血管扩张、脑水肿、心肌收缩力减弱、体循环阻力下降及肺血管收缩，但目前认为 $PaCO_2$ 不超过 90mmHg，对患者仍是安全的。

目前对于急性哮喘患者是否应用 PEEP 模式仍有争议。由于小气道的气流受限，低水平的压力不会导致肺泡内压力的升高。设置低于 PEEPi 的 PEEP 水平，也许会使狭窄或者塌陷的气道舒张，使相应的肺泡单元能够复张，使呼气末肺泡压力和中央气道的压力梯度减小，从而使通气的触发阈值降低。但是，过高的 PEEP 可以导致肺容积增大、肺泡压进一步增高而出现气胸等气压伤；同时正压通气可使静脉回心血量减少，血压下降，组织灌注不足。判断哪些患者可能适合应用 PEEP 的一个实用的方法就是：观察呼吸机周期性压力对 PEEP 轻度增加的反应。如果增加 PEEP 后，呼吸机动态和静态峰压基本不改变，说明没有广泛的气道塌陷，此时应用 PEEP 效果较好，PEEP 水平设置不应该高于 PEEPi 水平。另外，如果呼吸机循环压力随着 PEEP 水平而改变，则可能发生了肺泡的过度充气。

对于吸气流速的设置目前依然有争议，更多的证据支持高的吸气流速（100L/min），但对于有严重气道阻塞的患者，需要延长吸气时间，高的吸气流速会导致吸气压力过高。通常应用较低的呼吸比（呼气时间较长）。在插管后依然有严重气道阻塞的患者允许通气不足，但动脉血的 pH 应该保持在 7.20 以上，尽量避免应用碳酸氢盐纠正呼吸性酸中毒，因其可以提高细胞内 CO_2 含量，引起细胞内酸中毒。

机械通气的初始可选用容量控制通气模式（VC），参数设置可选用：①高吸氧浓度，FiO_2 为 80%～100%；②呼吸频率 8～14 次/分；③峰流速 80～100L/min；④潮气量（VT）6～8mL/kg；⑤吸呼比为1 ∶ 3。以后可根据患者病情选用同步间歇性指令通气（SIMV）模式加用或不加用较低压力支持，一般应减少使用控制通气模式，因为这易使患者产生过高的分钟通气量和 PEEPi。机械通气治疗的目标为：①保持气道峰压 $<50cmH_2O$；②保持动脉血 $pH>7.2$；③限制 PEEPi 在 $5～10cmH_2O$。

4. 机械通气的撤离

重症哮喘急性发作控制的指标是气道峰压值降低，每分钟通气量减少，血气分析恢复正常，结合全身情况可考虑机械通气的撤离。撤离时要求：①患者神志清醒，合作；②吸入氧浓度（FiO_2）<50%；③静息自发通气量<10L/min；④患者可自主增加每分通气量达到静息时的 2 倍；⑤最大吸气压 $>-25cmH_2O$。当撤机的条件具备后，停呼吸机，用“T”字管供氧 10～20 分钟，如能耐受，动脉血气没有变化，则可拔管。拔管前气管周围需局部麻醉，避免拔管过程中诱发哮喘再次发作。

（五）其他治疗方法

1. 白三烯调节剂

包括白三烯受体拮抗剂和白三烯合成酶抑制剂，通过调节白三烯的生物活性而发挥抗炎作用，同时也具有舒张支气管平滑肌的作用。目前，5-脂氧化酶抑制剂（齐留通）和白三烯受体拮抗剂（扎鲁司特和孟鲁司特），已经被美国批准用作慢性哮喘的治疗。一项针对因哮喘急性发作而人急诊的患者的多中心、随机、安慰剂对照试验发现，加用大剂量扎鲁司特可以使哮喘患者的住院率降低 34%，随访发现，哮喘复发率也减少了 18%，表明白三烯调节剂对于急性哮喘也有一定疗效。因此，对于常规治疗反应差的哮喘患者，在治疗方案中加用白三烯调节剂是合理的选择。

2. 硫酸镁

临床研究表明硫酸镁的药理作用包括：①可与钙离子竞争，使细胞内钙离子浓度下降，导致气道平滑肌松弛；②减少乙酰胆碱对终板去极化作用，减低肌纤维的兴奋性而使气道平滑肌松弛；③抑制肥大细胞内组胺释放的生物学效应；④镇静作用。因此静脉输注硫酸镁有助于舒张支气管。可用 25% 硫酸镁$_4$5mL 加入 40mL 葡萄糖液中缓慢静脉注射，或 25% 硫酸镁$_4$10mL 加入葡萄糖液 250~500mL 内静脉滴注，每分钟 30~40 滴。但目前还缺乏大规模的随机对照研究证实硫酸镁对重症哮喘的治疗作用。当静脉推注硫酸镁速度过快时，可引起心跳缓慢、颜面潮红、血压降低和嗜睡加重的不良反应。

3. 异氟醚

为新型吸入型麻醉剂，具有松弛呼吸肌和支气管平滑肌，降低胸肺弹性阻力及气道阻力，降低迷走神经张力的作用，而对心血管系统影响小，对肝、肾功能无损害，适合于顽固性重症哮喘患者的救治。可予浓度为 1.5%~2% 的异氟醚与氧气一起吸入，用于各种药物治疗无效的重症哮喘患者。

4. 氦-氧混合气体

氦气（He）具有低质量的特性，其质量是空气的 0.14 倍，是氧气的 0.12 倍，在气道中主要呈层流，因此吸入氦-氧混合气体（氧浓度为 30%~40%）能使哮喘发作时气道狭窄和分泌物潴留引起的涡流减轻，使气道阻力下降、呼吸做功减少，减少氧耗和 CO_2 生成，增加 CO_2 的弥散和排出，改善肺泡通气，有利于气体交换。使用时，通过呼吸面罩吸入氦-氧混合气体，流速为 12L/min，根据低氧血症的严重程度，使混合气体内氧浓度调节在 30%~40%。目前用氦-氧混合气体治疗重症哮喘还存在争议，但吸入氦-氧混合气体能降低机械通气患者的吸气峰压和 $PaCO_2$，改善氧合，可用于常规机械通气治疗效果不佳者。

5. 体外膜肺氧合（ECMO）

用于机械通气治疗不能取得适当氧合的严重顽固性哮喘患者，以争取有足够的时间让药物发挥治疗作用，帮助度过危险期。

6. 抗 IgE 单克隆抗体

奥马珠单抗（Omalizumab）作为一种抗 IgE 单克隆抗体，在 2003 年 6 月通过美国 FDA 认证并在美国上市后，已积聚了对难治性哮喘治疗的成功经验。近两年的研究证实足量奥马珠单抗治疗可使哮喘患者血清游离 IgE 水平降低 95% 以上，显著减少重症哮喘患者的住院率。2006 年 GINA 将奥马珠单抗作为哮喘规范化治疗的第五步用药，用于大剂量 ICS 和联合治疗不能控制的重症和难治性哮喘。

7. 氨甲蝶呤（MTX）

20 世纪 90 年代，有研究观察了如氨甲蝶呤等几种免疫抑制剂在减少哮喘患者糖皮质激素用量方面的疗效。尽管这些免疫抑制剂可能会改善糖皮质激素的敏感性，但疗效并不确切，且会带来明显的不良反应。应用过程中需要监测 X 线胸片、全血细胞计数、肝肾功能及肺弥散能力（DLCO）等，因此，国际上的指南尚不推荐在重症哮喘患者应用氨甲蝶呤。

8. 支气管镜下射频消融支气管热成形术

简称支气管热成形术，它是一种新型的支气管镜介入治疗技术，通过射频探针释放可控制的热能，减少积聚和增殖的气道平滑肌（ASM），从而减轻支气管收缩，以达到缓解和控制哮喘发作时气道平滑肌的痉挛状态，恢复气道通畅，缓解呼吸困难，适用于中、重度的支气管哮喘患者。但是，基于这种新的介入疗法操作复杂，对术者支气管镜操作经验及专业技能有较高要求，其长期结局尚未知，受益人群未明，且潜在的获益和伤害都存在较大的可能性，2014 年 ERS/ATS 重症哮喘指南专家组建议支气管热成形术只在机构审查委员会批准的独立性系统登记或临床研究中的重症哮喘成人患者中进行。

七、预后

据报道重症哮喘合并呼吸衰竭时病死率为 38%，而及时合理应用机械通气治疗后病死率只有 0~17%。对一组 145 例因重症哮喘发作的住院患者长期的追踪观察发现，在住院时经机械通气治疗后，病死率为16.5%，出院后1年为10.1%，3年病死率为14.6%，6年病死率为22.6%，与预后有关的危险因素包括：年龄、吸烟史、缺乏定期门诊随访、缺乏家庭监护、未能遵照医嘱吸入糖皮质激素治疗等。因此对那些常反复严重发作而需急诊或住院治疗的高危哮喘患者，必须密切地进行随访，鼓励患者通过使用峰流速仪自行规律监测病情变化，避免和控制各种诱发因素，与医务人员共同制订哮喘的长期用药计划及急性发作的处理方案，由此减少哮喘的复发和避免因重症哮喘而死亡。

第二节　大咯血

咯血指喉部以下呼吸道出血，经口腔咯出的症状。大咯血一般指咯血量大，1天内咯血量达300mL或一次咯血量在100mL以上的咯血，也有认为引起患者窒息或出血性休克的咯血亦可视为大咯血。大咯血时由于出血急骤、量多或病史诉说不清，有时不易与呕血鉴别，需详细询问有关病史，做细致的体格检查，才能做出正确诊断。咯血者血是咯出的，有喉痒感，血呈弱碱性、泡沫状、色鲜红，常混有痰液，咯血后数天内仍有血痰，可呈暗红色，肺部常可闻及啰音，或有肺部疾病或心脏病史。呕血者血是呕出的，有恶心感，血多呈酸性、暗红色或咖啡渣样，可混有食物，易凝成块状，呕血后数天内常排黑便，患者常有胃病或肝病病史，可与咯血进行鉴别。

一、病因、发病机制与临床表现

咯血一般见于气管和支气管疾病、肺部疾病及某些全身性疾病。气管和支气管疾病咯血者，全身症状一般不严重，胸部X线检查基本正常，或仅有肺纹理增粗。肺脏病变所致咯血者，常有明显全身症状，X线检查肺部有病变阴影。引起咯血的疾病种类虽多，但最常见的疾病是肺结核、支气管扩张（简称“支扩”）、肺脓肿、支气管癌，其次是肺寄生虫病、支气管结石、心血管疾病（特别是二尖瓣狭窄）、结缔组织疾病、钩端螺旋体病等。除咯血外无其他临床表现、无异常胸部X线征的咯血病例约占10%以上，诊断比较困难，其主要原因可能为：①气管或支气管的非特异性溃疡或非特异性炎症，多为小量咯血，有时咯血量较多，支气管镜检查有助诊断；②气管或支气管静脉曲张，多见于右上叶支气管开口处或隆突部位，常引起大咯血，无痰，可经支气管镜检查发现；③肺血管的小动脉瘤、支气管小动脉粥样硬化破裂、肺动静脉瘘破裂；④小块肺栓塞，常不易被发现，一般有心脏病、静脉血栓形成、外伤史，或为长期卧床的慢性病患者；⑤早期支气管癌、肺结核、轻度支气管扩张者。纤维支气管镜检查、胸部计算机 X 线断层摄影（CT）已广泛应用于临床，结合患者临床表现进行综合分析，可明显提高咯血病因的确诊率。

（一）支气管疾病

1. 支气管扩张

是引起咯血的常见病因。约 90% 支气管扩张患者在病程中有不同程度的咯血，因感染致支气管内肉芽组织充血及损伤小血管而致咯血，或因扩张的支气管内形成假血管瘤破裂引起大咯血，后者出血量大，每次达 300～500mL 以上，血色鲜红，因动脉血管弹性好，收缩力强，常能骤然止血。

结核性支气管扩张主要表现为咯血，咳嗽、咳痰不多，故又称为“干性支气管扩张”。结核性支气管扩张咯血可少量或大咯血，多见于纤维增殖性肺结核患者，由于纤维瘢痕牵扯而引起支气管扩张。病灶大多位于两肺上叶，尤以右上叶后支、左上叶尖后支为多见。此类患者由于病灶在上叶，支气管引流相对较好，所以平时较少咳嗽及咳痰，可与非结核性支气管扩张鉴别，CT 检查或支气管造影可确诊。

除结核性支气管扩张主要表现为咯血外，支气管扩张患者的主要症状是咳嗽、咳痰，且多为脓性痰，每天可多达数百毫升，痰液静置后可分为 3 层：上层为泡沫状黏液，中层为较清的浆液，下层为脓液及细胞碎屑。咳嗽、咳痰常与体位变动有关，晨起或卧床后咳嗽、咳痰增多，合并感染时症状加重，咯血也常见。

支气管扩张患者病程长，往往从儿童时期开始，有麻疹、百日咳、流行性感冒等继发支气管肺炎史，以后持续或间断咳嗽、咳痰至现在，病史虽长，但患者全身状况良好。以往确诊有赖支气管造影检查，造影前需行痰结核杆菌检查，以排除结核性支气管扩张，一般应在咯血停止后 2 周进行该检查。目前胸部高分辨率 CT 检查已代替支气管造影。

2. 支气管癌

常见于中年以上男性，癌组织血管丰富且易坏死，一半以上患者有咯血，多为少量咯血，特别是间歇性血丝痰，少数因肿瘤侵蚀大血管引起致死性大咯血，肺癌患者常有刺激性咳嗽及胸痛，胸部 X 线检查、CT 检查及纤维支气管镜检查有助确诊。

3. 良性支气管肿瘤

不多见，包括支气管腺瘤、平滑肌瘤、乳头状瘤、错构瘤、纤维瘤，软骨瘤、脂肪瘤更罕见。良性肿瘤一般引起少量咯血或血痰，偶有大咯血者，患者一般情况良好，肿瘤生长缓慢，胸部 X 线检查及 CT 扫描可助诊断。

4. 支气管内异物

可引起支气管黏膜炎症，形成肉芽，血管增生，引起出血。一般出血量不大，常为血丝痰或小量出血。胸部 X 线、CT 检查，尤其是支气管镜有助于确诊。

5. 支气管结石

本病不多见，常有反复咯血，若支气管内结石引起支气管壁较大的血管损害，可发生大咯血，患者有曾咳出结石史是重要诊断线索。X 线检查发现支气管结石阴影，以右中叶根部多见，结石远端有阻塞性肺不张或肺部感染，支气管造影见支气管阻塞近端有钙化影存在可助诊断。CT 检查和支气管镜检查可确诊。

（二）肺脏疾病

1. 肺结核

是我国的常见病、多发病，多见于青壮年，咯血是肺结核病的常见症状，有时是首发症状。咯血量可多可少，多者一次可达 500mL 以上，多见于浸润型肺结核、慢性纤维空洞型肺结核及干酪性肺炎。大咯血多为肺动脉分支破损所致，特别是空洞内形成的小动脉瘤破裂更常见。此类咯血来势凶险，由于洞壁纤维化，血管不易收缩止血，或血块虽填塞空洞压迫血管暂时止血，但血块溶解后可再次咯血。

肺结核患者常有低热，特别是有午后潮热、疲乏、食欲不振、体重减轻、盗汗、心悸等全身中毒症状。结合痰结核杆菌检查及胸部 X 线检查或胸部 CT 扫描结果，诊断并不困难。

2. 肺脓肿

约 50%急性肺脓肿患者有咯血，常伴有大量脓痰或脓血样痰，有寒战、发热、血白细胞增多等感染中毒症状；慢性肺脓肿由于脓肿壁小动脉被侵蚀破坏，或残留于空洞内的血管破裂，均可招致危及生命的大咯血；慢性肺脓肿者脓血痰或脓痰较多，有时每天可达 300~500mL，有臭味，患者多有杵状指，有时与空洞型肺结核、肺癌易混淆，需注意鉴别。

此外，肺和支气管疾病如慢性支气管炎、支气管内膜结核、细菌性肺炎、肺真菌病、肺寄生虫病、恶性肿瘤肺转移、肺囊肿、尘肺病等偶可引起大咯血。

（三）心血管系统疾病

1. 风湿性心脏病

二尖瓣狭窄由于肺淤血而常出现少量咯血。如支气管黏膜下层静脉曲张破裂，则可发生大咯血。此因肺静脉与支气管静脉间侧支循环存在，肺静脉压力升高使支气管黏膜下层的小静脉压力升高，导致静脉曲张与破裂出血。

2. 肺血栓栓塞症

由于肺动脉栓塞引起出血，患者除咯血外，可有低热、晕厥、呼吸困难、胸痛、烦躁不安、惊恐甚至濒死感。常有下肢或盆腔血栓性静脉炎、骨折、手术后、脑卒中、心房颤动等病史。胸部 X 线、CT 检查和肺动脉造影可鉴别。

此外，肺动脉高压症、肺动静脉瘘等疾病也可引起大咯血。

（四）全身性疾病

1. 肺出血型钩端螺旋体病

无黄疸型钩端螺旋体病因肺部毛细血管扩张、充血，管壁肿胀、疏松或坏死，可引起致命性大咯血。患者尚可出现肌炎，特别是腓肠肌疼痛、结膜炎、淋巴结肿大及肝、肾功能损害等。咯血量与感染轻重有关。

2. 流行性出血热

偶可引起大咯血。因全身小动脉和毛细血管损害，除咯血外，还有发热，皮肤黏膜广泛出血、鼻出血、呕血、便血及血尿、血压下降，肝、肾功能损害等。

3. 血液病

某些血液病如血小板减少性紫癜、白血病等可引起咯血，偶有大咯血，患者尚有血液学异常及呼吸道以外的出血情况。

4. 贝赫切特病（Behcet disease，白塞病）

又称眼-口-生殖器综合征，以男性居多，病程呈周期性加剧和缓解，全身大小血管均可受累，肺部血管炎可致反复咯血，也可因多发性肺梗死而引起咯血。

5. 结缔组织疾病

系统性红斑狼疮（SLE）可引起咯血，多为少量咯血；结节性多动脉炎偶可发生大咯血，因肺部血管炎、管壁坏死损害所致。韦格纳肉芽肿病（肉芽肿性多血管炎）主要病变为鼻、鼻窦、鼻咽部或气管、支气管、肺坏死性肉芽肿，病灶常有明显坏死性血管炎改变，并有空洞形成，空洞内的血管破裂或弥漫性肺泡出血可引起咯血，甚至大咯血。结缔组织疾病患者常有多系统多器官损害。血液免疫学检查如风湿病指标和血管炎指标有助于诊断。

6. 特发性肺含铁血黄素沉着症

是一种原因不明的少见慢性疾病，患者有反复咯血及肺内出血，常因大咯血而窒息死亡。胸部 X 线检查可见两肺弥漫性小斑点状阴影，以肺门及中下肺野居多，血象呈缺铁性贫血，痰及胃液中找到含铁血黄素的巨噬细胞可助诊断。

7. 肺出血-肾炎综合征（Goodpasture 综合征）

病因未明，患者血中抗肾小球基底膜抗体作用于肺泡毛细血管基底膜和肾小球毛细血管基底膜而引起肺和肾的出血性疾病，咯血常为首发症状，且反复出现，严重者可有大咯血。辅助检查有肾功能异常和抗肾小球基底膜抗体阳性。

二、诊断

（一）临床表现

（1）长期慢性咳嗽、大量脓痰，与体位变化有关，反复咯血，肺部持续存在局限性湿啰音者，应考虑支气管扩张或肺脓肿。

（2）患者有午后潮热、消瘦、乏力、盗汗等中毒症状，在锁骨上下、肩胛间区闻及湿啰音者，应想到肺结核咯血的可能。

(3) 既往曾咳出结石史，最近突发大量咯血，需注意支气管结石所致的咯血。

(4) 大咯血患者伴有心功能不全表现，应考虑心瓣膜病或先天性心脏病导致肺动脉高压引起咯血，心脏听诊在二尖瓣区闻及舒张期雷鸣样杂音，则可诊断二尖瓣狭窄引起咯血。

(5) 咯血患者突然躁动、神情紧张、胸闷气急、发绀，应注意血块阻塞引起窒息；患者面色苍白、出冷汗、四肢厥冷、脉细速，应考虑出血性休克。

（二）辅助检查

1. 胸部 X 线检查

正、侧位胸片可发现肺部病灶；胸部 CT 扫描更可帮助发现肺部隐蔽区的细小病灶，并可帮助确定病灶性质（实性、囊性、炎性、血管性等）。

2. 痰液检查

痰细菌学检查有助炎症、结核的诊断，怀疑肿瘤者应行痰脱落细胞检查。

3. 纤维支气管镜检查

可确定出血部位，窥见气管及四级以内支气管情况，如发现病变，可在病变部位取活检，或行细胞刷检查，行细菌学和细胞学检查，有助咯血的病因诊断。

4. 支气管造影及选择性支气管造影检查

一般需在咯血停止 2 周后进行，并需排除支气管内膜结核才可考虑。可了解支气管有无扩张、狭窄、阻塞，以及病变范围。

5. 选择性支气管动脉造影

不但可用于检查和诊断，通过造影可发现出血部位；也可通过支气管动脉选择性填塞，能有效地治疗顽固性咯血。

三、治疗

（一）一般治疗

1. 卧床休息

大咯血患者原则上应就地抢救，避免不必要的搬动，或因转院途中颠簸而加重咯血引起窒息。患者应绝对卧床休息，取患侧卧位。

2. 镇静

咯血患者大多精神紧张、恐惧，医务人员应关心患者，消除其紧张情绪，必要时可给予镇静剂，如地西泮（安定）2.5mg，每天3次，或5~10mg，肌内注射。

3. 镇咳

一般不用镇咳剂，但如咯血伴有频繁剧烈咳嗽，可给予可待因0.03g，每天2~3次，或给予含可待因制剂，如联邦止咳露10mL，每天3次，但禁用吗啡，以免抑制咳嗽反射和呼吸中枢，致使血块不能咳出而窒息。

4. 输血

持续大咯血致循环血容量不足，收缩压降至90mmHg以下者，需考虑输血，既可补充循环血容量，又可增加凝血因子，有助止血。

5. 加强护理和观察

要密切监测患者的血压、脉搏、呼吸和体温。要做好抢救窒息的器械准备工作。

（二）止血药物的应用

止血药品种繁多，可根据患者具体情况选用，以帮助止血。

1. 垂体后叶素

该药疗效迅速而显著，有收缩肺细小动脉和毛细血管的作用，减少肺血流量，从而减少咯血，是治疗大咯血的首选止血药。一般以垂体后叶素5~10U，加入10%或25%葡萄糖液40mL中缓慢静脉推注；再以10~20U，加入5%葡萄糖液500mL中缓慢静脉滴注维持，至咯血停止后2~3天止。用药过程中若出现头痛、心悸、恶心、出汗、面色苍白及排便感时，应减慢注射速度。冠心病、高血压、心力衰竭及妊娠妇女应慎用。

2. 普鲁卡因

用于对垂体后叶素有禁忌者，它具有扩张血管、降低肺循环压力及中枢安定作用。一般给予50mg，加入25%葡萄糖液20~40mL中静脉推注；再以150~300mg，加入5%葡萄糖液500mL中静脉滴注维持，使用前应做皮试。

3. 纠正凝血障碍药物

这类药物种类很多，主要通过抑制蛋白溶酶原的激活因子，使纤维蛋白溶酶原不能激活为纤维蛋白溶酶，从而抑制纤维蛋白溶解，达到止血作用，一般用于持续咯血患者，但其止血效果不如前述药物明显，因多数咯血患者并无凝血障碍。

（1）氨基己酸（EACA）：EACA6g，加入5%葡萄糖液250mL中静脉滴注，每天2次。

（2）对羧基苄胺（PAMBA）：PAMBA100～200mg，加入25%葡萄糖液40mL中静脉推注，每天1～2次；或PAMBA200mg，加入5%葡萄糖液500mL中静脉滴注。

（3）氨甲环酸（AMCA）：AMCA250mg，加入25%葡萄糖液40mL中静脉推注，每天1～2次；或AMCA750mg，加入5%葡萄糖液500mL中静脉滴注。

（4）巴特罗酶（立止血）：该药对纤维蛋白原的降解有选择性作用，它只能将纤维蛋白原水解后释出纤维蛋白肽A而生成可溶性纤维蛋白Ⅰ单体；在出血部位生理性凝血过程形成的凝血酶作用下，纤维蛋白Ⅰ单体迅速继续降解出纤维蛋白肽B而生成纤维蛋白Ⅱ单体，进而聚合成纤维蛋白Ⅱ多聚体；在出血部位生理性凝血过程形成凝血因子的作用下，纤维蛋白Ⅱ多聚体迅速形成稳定的纤维蛋白，在出血部位发挥凝血作用。每次1 000U，肌内注射、静脉推注或喷洒于出血病灶局部。

（5）鱼精蛋白：本药为肝素拮抗剂，使肝素迅速失效，加速凝血过程；也用于有凝血功能障碍和肝功能不全的咯血患者。常用剂量为鱼精蛋白50～100mg，加入25%葡萄糖液40mL中缓慢静脉推注，每天1～2次。部分患者可出现过敏反应，应注意。

4. 其他药物

（1）卡巴克洛（安络血）：对毛细血管通透性有强大抑制作用，并可增加毛细血管抵抗力和加速管壁回缩作用。每次10mg，每天1～2次，肌内注射；或10mg，每天3次，口服。

（2）阿托品：能扩张周围血管，减少肺脏血量，达到控制咯血的目的。有报告治疗34例（肺结核19例、支气管扩张10例、支气管炎5例），给予阿托品0.5mg，每8小时1次，肌内注射，结果显效19例、有效13例、无效2例，总有效率94.1%，除口干外无其他副作用。

(3) 芦丁C片：加强血管壁紧张度、减少渗出，每次2片，每天3次，口服，对咯血治疗有辅助作用。

(三) 经支气管镜止血

对持续咯血、出血部位不明确者，可考虑在咯血暂时缓解的间歇期行硬质气管镜或纤维支气管镜检查，既可明确出血部位，也可通过支气管镜进行止血治疗。

1. 通过硬质气管镜放入填塞气囊止血和防止血液扩散至健侧肺。

2. 经纤维支气管镜将聚乙烯导管经活检孔插入至出血部位支气管，注入4℃生理盐水，留置1～2分钟后吸出，连续数次，最后注入凝血酶溶液5mL (10万U/L) 或肾上腺素 (1∶2 000) 1～2mL，有助止血。

(四) 支气管动脉造影与栓塞治疗

适用于其他方法都未能止血的反复咯血患者。经股动脉插管，将导管插入，先做支气管动脉造影，可见病变部位支气管动脉分支增生、扩张、变形，并与肺动脉分支交通，并有出血征象。将导管插入至该段血管腔内，注入吸入性明胶海绵或联四氟乙烯栓子 (直径0.5～2.0μm) 10多个，形成栓塞，以控制支气管动脉出血，能较快达到止血目的。部分病例以后因新生血管可再度出血。栓塞治疗的主要并发症为脊髓炎 (由填塞剂误入脊椎血管引起)。

(五) 人工气腹

大咯血患者经以上治疗未能止血，且病灶在两肺中下叶者可考虑采用人工气腹治疗，首次注气量1 000～1 500mL，必要时隔1～2天重复注气1次。肺组织纤维硬变者效果差。目前人工气腹已较少在临床应用。

(六) 手术治疗

反复大咯血、出血部位明确且无手术禁忌者，应考虑急诊手术止血。手术指征：①24小时咯血量超过600mL；②一次咯血量达200mL，24小时内仍反复咯血；③曾有咯血窒息史者。手术禁忌证：①两肺弥漫病变，或咯血部位不明确者；②全身情况及肺功能差不能耐受手术者；③凝血功能障碍者。必须注意术前应行支气管镜检查，明确出血部位。

（七）咯血窒息的抢救

大咯血患者出现以下情况应警惕窒息出现：①咯血突然减少或停止；②胸闷、烦躁、恐惧或神情呆滞、喉头作响、大汗淋漓、全身发绀等；③一侧或双侧肺呼吸音消失。

窒息一旦出现，应立即具体措施包括：组织抢救，清除呼吸道内凝血块，恢复呼吸道通畅和正常呼吸。

（1）体位引流：倒置患者，使躯干与床面成45°~90°，迅速清除口、咽部血块，拍击胸背部，使堵塞的血块咯出。

（2）用导管经鼻腔插至咽喉部，借助吸引器吸出血液（块），并刺激咽喉部，使患者用力咯出堵塞于气管内的血液（块）。如有必要，可在直接喉镜下用硬质气管镜直接插管，通过吸引和冲洗，以便迅速恢复呼吸道通畅；如估计需较长时间做局部治疗者，应行气管切开。

（3）高浓度吸氧：［吸入氧浓度（FiO_2）40%~60%］或高频喷射通气给氧；应用呼吸中枢兴奋剂。

（4）窒息解除后的相应治疗，包括纠正代谢性酸中毒、控制休克、补充循环血容量、治疗肺不张及呼吸道感染等。

第四章

循环系统急危重症

第一节　充血性心力衰竭

充血性心力衰竭亦称为慢性心衰或慢性心功能不全。它是指慢性原发性心肌病变和心室因长期压力或容量负荷过重，致心肌收缩力减弱，心室顺应性降低，导致心排血量降低。早期机体通过各种代偿机制，包括根据 Frank-Starling 定律的内在反射机制，即当心排血量减少导致心室舒张末期容量和室壁张力增加，心腔扩大时，使心肌细胞伸张增加，在适当范围内可使心肌收缩力增加；通过颈动脉窦及主动脉弓压力感受器，反射性地兴奋交感肾上腺素系统的外在后备机制，提高心率和加强心肌收缩力；通过肾素-血管紧张素-醛固酮系统调整血容量，以及心肌细胞肥大、心腔扩大等一系列代偿机制，使心排血量尚能满足机体需要时称为代偿期。后期即使通过充分代偿机制也不能维持足够的排血量，以及神经体液激素过度激活、心脏重塑，使心功能进一步恶化，称为失代偿期。

根据充血性心衰首先或主要发生在那一侧心腔，可分为左心衰竭、右心衰竭和全心衰竭 3 种临床类型，分述如下。

一、左侧心力衰竭（左心衰竭）

左心衰竭是指左心不能将肺静脉回流血液充分排出，引起肺淤血和动脉系统缺血，重要脏器供血不足。左心衰竭可进一步分为左心房衰竭和左心室衰竭。前者常见病因有二尖瓣狭窄、左心房黏液瘤、左心房巨大血栓或赘生物阻塞二尖瓣口，导致左心室充盈受阻，左心房淤血、扩大，继而导致肺淤血；后者常见病因包括高血压、缺血性心脏病、心肌炎、心肌病、主动脉瓣狭窄和/或关闭不全、二尖瓣关闭不全、克山病、急性肾小球肾炎，以及室间隔缺损、动脉导管未闭、主动脉缩窄等先天性心脏病。

（一）诊断

1. 呼吸困难

是最主要的临床症状，根据病情轻重，由开始仅在剧烈运动或体力劳动后出现呼吸困难，直至轻微活动甚至休息时也感到呼吸困难，当肺淤血和肺水肿严重时可出现端坐呼吸或夜间阵发性呼吸困难等。此外，可伴有咳嗽、咯血、咳白色或粉红色泡沫样痰（急性肺水肿）、乏力、发绀、心悸等症状。严重者可出现潮式呼吸，系脑部严重缺血、缺氧所致。

2. 不同病因的心脏病尚有不同病史并可出现相应的特殊症状

如缺血性心脏病患者可有心绞痛、心肌梗死、乳头肌功能不全等表现；高血压患者有头晕、头痛，甚至脑血管意外的症状；二尖瓣狭窄者可有风湿热史和声音嘶哑；而肥厚型心肌病者可有昏厥史等。

3. 左心室衰竭者常有心浊音界向左下扩大（左心室肥大）

心尖区呈抬举性搏动，心率加快，第一心音减弱，出现各种心律失常，心尖区可有收缩期吹风样杂音（左心室扩大，二尖瓣相对关闭不全），常有病理性第三心音、第四心音（奔马律），脉搏强弱交替（即交替脉）。此外，不同心脏病尚可出现相应体征，如主动脉瓣病变可在相应瓣膜区出现收缩期或舒张期杂音；室间隔缺损可在胸骨左缘第三、第四肋间出现 3 级以上收缩期杂音；二尖瓣关闭不全者在心尖区有 3 级以上收缩期反流性杂音等。肺底有小水泡音，可伴哮鸣音，约 1/4 患者有胸腔积液体征。左心房衰竭临床上以二尖瓣狭窄和左房黏液瘤较常见，除有肺水肿体征外，可有第一心音亢进，心尖区舒张期杂音，前者尚有二尖瓣开瓣音，后者可出现肿瘤扑落音。当肺动脉高压时，可出现肺动脉瓣第二音亢进和格雷厄姆·斯蒂尔杂音等体征。

（二）辅助检查

1. 胸部 X 线检查

常有左心室和/（或）左心房扩大，肺淤血或肺水肿征，出现 Kerley B 线（肺淋巴管扩张，肺小叶间隔变粗所致）。不同病因尚有相应 X 线表现，如主动脉瓣病变心脏常呈靴型心，主动脉增宽、伸长等；而二尖瓣狭窄常呈梨形心改变，食管吞钡常有左心房局限性压迹等。慢性左心衰竭患者尚可有胸腔积液 X 线征。

2. 心电图

左心房和/（或）左心室肥大、ST-T 改变，V_1 导联 P 波终末电势负值增大≤-0.02mm/s。此外，可出现各种心律失常图形，左心房明显扩大者，尤其是二尖瓣狭窄、扩张型心肌病，常出现心房颤动。

3. 超声心动图

除可直接显示瓣膜病变、室间隔缺损和其他先天性畸形外，尚可检测心腔大小和室壁活动情况，并可做有关心功能检查，对确立左心衰竭的病因、衡量病变严重程度和估价心功能状况颇有帮助。

4. B 型利钠肽（BNP）

在急诊情况下结合临床评估应用，可有助于鉴别引起呼吸困难的原因是心力衰竭还是其他原因，随访中监测 BNP 的变化可用于提示心力衰竭的治疗效果和预后。

5. 其他检查

在某些情况下，左心室功能不全程度尚可用左侧、右侧血流导向气囊导管（Swan-Ganz 导管）、放射性核素扫描血池显像、超声多普勒彩色血流显像或频谱分析等方法予以评价。常用指标有容积指数、心排血量、心排血指数、射血分数、肺毛细血管楔嵌压等。

二、右侧心力衰竭（右心衰竭）

右心衰竭是指右心不能将静脉回流血液充分地排出，引起体静脉系统淤血和动脉系统供血不足。常继发于左心衰竭所致肺动脉高压，也可因肺源性心脏病、肺动脉栓塞、肺动脉瓣狭窄或关闭不全、原发性肺动脉高压症、房间隔缺损、法洛四联症、主动脉窦瘤破入右心、心肌炎、心肌病、甲状腺功能亢进性心脏病等疾病所致。

（一）诊断

（1）常有尿少，夜尿增多，胃肠道淤血症状：如恶心、呕吐、食欲减退等，也可出现心悸、气促、乏力等症状。

（2）体循环淤血征象：包括下垂性水肿、胸腔积液、腹腔积液、颈静脉怒张并搏动、肝颈静脉反流征阳性、发绀、腹胀、肝大，甚至出现黄疸、心源性肝硬化等。

（3）可有相应心脏病的有关体征：因右心衰竭多继发于左心衰竭基础上，故常有左、右心扩大，心前区抬举性搏动，肝有扩张性搏动，以及三尖瓣听诊区有收缩期杂音（三尖瓣相对性关闭不全）、右心室性和第三心音或奔马律。

（二）辅助检查

（1）X线检查：可有右心或左、右心扩大，上腔静脉和奇静脉扩张，可伴有双侧或单侧胸腔积液征。

（2）心电图：可有右心房、右心室肥大，ST-T改变，电轴右偏等。

（3）超声心动图：常有右心房、右心室肥大，右心室流出道增宽，以及相应心脏病改变。

（4）其他：静脉压明显增高。重度右心衰竭时可有肝、肾功能异常。

三、全心衰竭

同时伴有肺循环和体循环淤血表现，其临床表现为左、右侧心力衰竭征象的综合，但可以某一侧心衰为主。不少右心衰竭是继发于左心衰竭，一旦出现右心衰竭后，肺淤血和左心衰竭的症状反而得以部分缓解。

心衰的治疗应包括病因、诱因的防治和心衰本身的治疗两个方面，分述如下。

（一）病因的防治

病因的治疗应视为治疗心衰的基本措施。不少心脏病的病因是可以根治或控制的，因此必须认真对待，如多数先天性心脏病若能及时诊断，可以获得手术根治，若迟至发生不可逆性的血流动力学变化时，如原先左向右分流变为右向左分流，则往往会失去手术时机，心衰也难以纠治。先天性或获得性心瓣膜病变可通过介入性球囊导管扩张术、分离术、瓣膜修补成形术或人造瓣膜置换术，使患者心功能状态获得明显改善。脚气性心脏病、贫血性心脏病、甲状腺功能亢进性或甲状腺功能减退性心脏病，若能及时诊治，均可阻止心衰的发生，或使心衰明显好转或消失。高血压患者采用有效的降血压措施，可以有效地控制心衰。缺血性心脏病通过血运重建等有可能使病情改善。因此，针对病因做相应治疗，在防治心衰方面具有重要的价值。

控制或消除心衰的诱因。患者心功能的恶化常常与某些诱因有关，控制或消除这些诱因常能使患者的心功能明显改善，起到事半功倍的作用。临床上心衰较常见诱因包括不恰当地停用（或减量）利尿剂、感染（特别是呼吸道感染）、严重心律失常、过度疲劳、风湿活动、情绪激动或忧虑、过度劳累、肺栓塞、妊娠和分娩等，必须针对诱因进行相应治疗，如加强利尿、应用抗生素控制感染、应用抗心律失常药物或电治疗消除心律失常、应用激素或阿司匹林治疗风湿活动等。

（二）心力衰竭本身的治疗

包括减轻心脏负荷、提高心肌收缩力、改善心脏泵血功能等。减轻心脏负荷的措施有休息、镇静、限制水钠摄入，应用利尿剂和容量血管扩张剂以降低心脏前负荷，使用阻力血管扩张剂以降低心脏后负荷。提高心肌收缩力的措施主要是应用洋地黄类及其他正性肌力药物，改善心室重塑应使用β受体阻滞剂和血管紧张素转换酶抑制剂，现分述如下。

1. 休息

休息是减轻心脏负荷和能量消耗的重要措施之一，但休息的程度应根据心衰的轻重而定。心功能属于轻度降低者，可根据具体情况允许做一些轻度活动；而心功能3~4级者，则应卧床休息。急性左心衰竭者宜采取半坐卧位。但是长期卧床休息易发生静脉血栓、肢体失用性萎缩、食欲减退等症状。因此，待病情改善后应鼓励患者做轻度力所能及的活动，有利于康复。必须指出，休息不仅仅局限于体力上的休息，亦应包括脑力、精神上的休息，对于焦虑、烦躁不安、失眠的患者，可酌情应用镇静剂，如地西泮等，同时要做好耐心细致的思想工作，取得患者的配合，树立战胜疾病的坚强信心。

2. 限制水钠摄入

心衰患者的饮食宜清淡和少食多餐，食物应富含维生素和易于消化，并注意热量平衡。对于肥胖、冠心病患者宜低热量、低脂饮食，适当减轻体重。长期营养不良的慢性患者则要保证营养，提高体质。

鉴于心衰的水肿与静脉及毛细血管淤血、细胞外液增加有关，而水肿的发生多继发于钠的潴留。因此适当限制钠的摄入对消除水肿有效。一般认为轻度心衰者每天氯化钠摄入应控制在5g以下，中度心衰者2.5g，重度心衰者不超过1.0g，而不加盐的正常人饮食中每天含氯化钠2~4g。因此，对于重度心衰或顽固性心衰者，必要时应采取戒盐饮食。但是长期的严格戒盐往往会影响患者的食欲，同时亦有可能发生低钠血症，故必须严密观察并权衡利弊。近年来由于各种利尿剂作用的增强，目前过分严格地限制钠盐摄入已无必要，特别是大量利尿时，有时由于钠盐排泄过多会造成低钠血症，而血钠过低亦会影响利尿剂的疗效，应予注意。

3. 利尿剂

心力衰竭患者一般均有水（钠）潴留，故利尿剂的合理使用非常重要，尤其对症状明显者。症状轻者可选用口服利尿剂，症状重者需静脉使用，必要时联合使用。

（1）噻嗪类：大多数噻嗪类利尿剂口服后迅速吸收，口服2小时左右达血浓度高峰，作用持续15小时以上，多数以原形药从尿中排出，主要由近曲小管分泌。其作用部位是髓襻升支粗段的皮质部，抑制该段肾小管对氯化物、钠及水的重吸收，从而促进肾脏对氯化钠的排泄而产生利尿作用。同时由于转运到远曲小管钠增加，遂与钾进行交换，促进了钾的分泌和丢失，故长期使用可能引起低钠、低氯和低钾血症及碱血症。不良反应除可造成上述电解质紊乱外，尚可引起高尿酸血症，这是由于在近曲小管，噻嗪类可与尿酸竞争同一载体，干扰尿酸分泌，致血中尿酸浓度增高，也可使血糖升高，这是由于噻嗪类能抑制胰岛素的释放及葡萄糖的利用所致。为了减轻上述不良反应，服药期间要观察电解质的变化，必要时可补充钾盐。合并痛风的患者可加用排尿酸药物（如苯溴马龙）。常用制剂有以下几种。

①氢氯噻嗪 25mg，每天 1~3 次。

②苄氟噻嗪 5mg，每天 1~2 次。

③环戊噻嗪 0.25mg，每天 2 次。

④氯噻酮 50~100mg，每天 1 次。

噻嗪类属中效利尿剂，一般适用于轻、中度充血性心衰的治疗，对于急、重度心衰或顽固性心衰，则需与其他利尿剂合用，或改用强利尿剂。

（2）襻利尿剂：该类药物主要作用于髓襻升支的髓质部及皮质部，抑制其对钠、氯的再吸收，促进钠、氯、钾的排出和影响肾髓质高渗透压的形成，从而干扰尿的浓缩过程。此外，对近曲小管、肾小球滤过率也有作用。本类药物属强利尿剂，视病情可口服或注射，主要适用于急性心衰和重度充血性心衰的患者。常用制剂有以下几种：

①呋塞米：20~40mg，每天 1~3 次，口服后 20~30 分钟开始利尿，1~2 小时达高峰，持续 6~8 小时；20~40mg，每天 1~2 次，肌内注射或静脉推注，注后 2~5 分钟开始利尿，30~90 分钟达高峰，持续 4~6 小时；对于严重顽固性心衰、明显水肿者，有时可采用冲击剂量，每天用量可达 400~600mg，分次静脉推注或微泵输注，待利尿和心衰改善后减量，常能取得较好疗效。由于本药属强利尿剂，不良反应包括水、电解质紊乱，如低血容量，低血钾、低血氯性碱中毒，长期应用可使听力减退、高尿酸血症和胃肠道症状。为了避免不良反应，需根据水钠潴留的严重程度选择合适的起始剂量，密切观察出入量变化、必要时补充钾盐及加用排尿酸药物（如苯溴马龙）等。

②依他尼酸：其作用机制与呋塞米相似，但毒副反应较大。一般剂量为 25~50mg，每天 1~2 次，服后 30 分钟开始利尿，2 小时达高峰，持续 6~8 小时；静脉推注 25~50mg，注后 2~10 分钟开始利尿，1~2 小时达作用高峰，持续 2~3 小时。

③布美他尼：其作用与呋塞米相似，1~2mg，每天 1~2 次，口服，服后 30 分钟开始利尿，1~1.5 小时达高峰，持续 5~6 小时；0.5~2mg，每天 1 次，静脉推注，注后 10 分钟开始利尿，30 分钟后达高峰，持续 2 小时。其利尿作用强度为呋塞米的 20~25 倍，不良反应较少，可引起水、电解质紊乱，偶可使血

糖、血尿酸增高。

④天尼酸：一般剂量为250~500mg，每天1~2次，口服1小时开始利尿，3~5小时达高峰，持续12~24小时。

3）潴钾利尿剂（含醛固酮拮抗剂）：主要作用于远曲小管的远端，有排钠、排氯的作用，对钾则相对潴留，单独应用时其利尿作用弱且起效慢，长期应用可导致血钾增高，临床上常与排钾利尿剂（如噻嗪类和襻利尿剂）联用，这样既可加强利尿作用，又可减轻电解质的紊乱。常用制剂有以下几种。

①螺内酯：尤其适用于继发性醛固酮增多性顽固性水肿。常用量为20~40mg，每天1~3次。不良反应少，偶有头痛、嗜睡现象，伴肾功能不全及高血钾者忌用；目前认为本药除利尿作用外，尚能改善心脏重塑，尤其适用于心功能Ⅳ级患者。

②氨苯蝶啶：50~100mg，每天3次，服后1小时开始利尿，4~6小时达高峰，持续12~16小时。目前认为本药并非通过拮抗醛固酮起作用，而是作用于远曲小管和集合管，抑制钠的重吸收和钾的排泄，使尿中钠、氯排出增加而利尿，对K^+则有潴留作用。不良反应较少，偶有嗜睡及胃肠道相关症状。

③阿米洛利（氨氯吡咪）：其作用机制与氨苯蝶啶相似，一般剂量为5~10mg，每天1~2次。

（4）其他利尿剂：如汞撒利，由于毒性大，现已少用；碳酸酐酶抑制剂如乙酰唑胺，因利尿作用弱，且易产生耐受性，也很少应用。

（5）精氨酸血管升压素AVP受体拮抗剂：对合并低钠（无论是缺钠性还是稀释性低钠血症）使用精氨酸血管升压素AVP受体拮抗剂（如托伐普坦）可阻滞V_2受体，促进自由水的排泄，同时维持钠和其他电解质的浓度，提高肾脏处理水的能力，改善低钠血症的水潴留。

4. 血管扩张剂

血管扩张剂治疗心衰的机制是通过降低外周血管阻力而减轻心脏后负荷，降低静脉张力、扩张容量血管使回心血量减少，从而降低心室舒张末期容量，减轻心脏的前负荷，减少心肌耗氧，改善心室功能。

血管扩张剂主要适用于心功能3~4级的慢性充血性心衰；对于瓣膜反流性心脏病（如二尖瓣、主动脉瓣关闭不全）、室间隔缺损等，可减少反流或分流，增加前向心排血量；但主动脉瓣关闭不全者不宜将血压尤其是舒张压过分降低，以免冠状动脉灌注减少，诱发或加重心绞痛及心肌缺血。对于二尖瓣和/（或）主动脉瓣狭窄及左心室流出道梗阻患者，不宜应用动脉扩张剂，可用静脉扩张剂。此外，血容量不足、低血压和肾衰竭（透析者除外）者不宜用血管扩张剂。目前认为单纯血管扩张剂虽可改善临床症状，但长期使用并不能改善心衰的预后。根据血管扩张剂的作用部位和血流动力学反应不同，大致可分为 3 类。

（1）扩张静脉为主：代表药物为硝酸酯类，以硝酸甘油应用最多，视疾病情况采用皮肤、舌下、口服或静脉给药。对于急性心衰和危重患者通常选用静脉给药，一般病例可口服或舌下含服。业已证实，本类药物小剂量时主要扩张外周静脉，中等剂量能降低心室前负荷，较大剂量有扩张动脉作用。最理想的患者是经利尿剂等药物治疗后，仍有呼吸困难和端坐呼吸，左心室充盈压增高超过 20mmHg，低心排血量和外周阻力增高的患者。对于左室充盈压$<$20mmHg的患者，因其有可能引起低血压和心动过速，不仅不能改善心衰，反而使心排血量减少，应予注意。一般开始剂量为 2～10μg/min，视病情可每隔5～15分钟递增 2～10μg/min。硝酸酯类不良反应有头胀、头痛、心动过速、面红、恶心等，偶有直立性低血压，适当减量或停药后多能消失。

（2）扩张小动脉为主：本类药物主要降低心脏后负荷，对于外周阻力增高为主、心排血量降低的心衰患者最为理想。常用药物包括肼屈嗪、乌拉地尔、血管紧张素转换酶抑制剂。

肼屈嗪口服剂量为 25～50mg，每天 3 次，主要适用于慢性心衰经常规治疗疗效不佳时，研究提示若与硝酸酯类如硝酸异山梨酯联用可能更有利。但长期服用本药，可通过肾素-血管紧张素-醛固酮系统导致水钠潴留，调整利尿剂有可能使副作用减轻。此外，长期服用偶可引起红斑狼疮、类风湿关节炎和周围神经病等不良反应，停药后多能消失。

乌拉地尔具有外周和中枢阻断 α 受体的作用，适用于急性肺水肿及难治性心力衰竭，特别是左心衰竭伴外周阻力明显增高者，但急性肺水肿并非首选。静脉使用，开始用量为每分钟 6mg，维持量为每小时 120mg。

血管紧张素转换酶抑制剂已成为防治充血性心衰的基本用药，除有禁忌外，几乎所有心衰患者均建议使用血管紧张素转换酶抑制剂，其禁忌证为低血压、明显肾功能不全和双侧肾动脉狭窄及对这类药物过敏者。血管紧张素转换酶抑制剂治疗心衰的主要作用机制包括：①抑制血管紧张素Ⅰ转变成缩血管活性更强的血管紧张素Ⅱ，抑制缓激肽的降解，增加循环前列环素水平，从而扩张外周小动脉和静脉系统，减轻心脏的前、后负荷；②抑制心脏、血管组织的肾素-血管紧张素系统，可能防止心室和血管重塑；③抑制交感神经系统，降低循环儿茶酚胺水平（其活性水平直接与心衰预后有关），因而血管紧张素转换酶抑制剂扩张血管不伴有反射心动过速和继发性血去甲肾上腺素升高。此外，可使心衰患者下调的β受体密度上升而改善心室功能；④有助于纠正心衰患者低钾、低镁血症，降低室性心律失常的发生率。血管紧张素转换抑制剂常用制剂有卡托普利6.25~25mg，每8小时1次，必要时可增至每天150mg；依那普利2.5~5mg，每天1~2次，可增至10mg，每天2次；培哚普利2~4mg，每天1次；贝那普利5~20mg，每天1次；福辛普利5~20mg，每天1次等。

（3）动、静脉扩张剂：临床上主要使用的是硝普钠，急性肺水肿时硝普钠常为首选，本药需静脉给药，且需避光使用，应临时新鲜配制，并于4~6小时更换1次，开始量为2~10μg/min，每5~10分钟增加2~10μg，直至获效。使用过程中应密切注意血压、心率和全身情况，对血压偏低者可与多巴胺或多巴酚丁胺合用。不良反应有低血压、嗜睡、恶心、呕吐等。长期用药时，血中代谢产物硫氰化物浓度过高，可引起神经中毒的表现及甲状腺功能低下。

选用血管扩张剂视病情而定，一般选用原则是：急性肺水肿为主，多选用硝普钠或硝酸甘油，其他则首选硝酸甘油。

5. 增强心肌收缩力

正性肌力性药物大致分为两大类，即洋地黄和非洋地黄类正性肌力药物，现分述如下。

（1）强心苷：以洋地黄为代表的强心苷，迄今仍是治疗心衰的主要正性肌力药物。目前认为洋地黄应用的目的在于改善收缩性心衰患者的临床状况，它没有明显降低心衰患者病死率的作用，因而不推荐应用于心功能Ⅰ级患者。它能直接增强心肌收缩力，对功能不全的心脏，心肌净耗氧量明显降低。此外，能减慢心率，减慢房室传导，缩短心肌细胞的复极过程，使周围血管收缩，抑制肾小管对钠的再吸收而产生直接利尿作用。但洋地黄正性肌力作用机制迄今尚未完全阐明。现已证实，钙是启动心肌收缩的关键物质，治疗量的洋地黄能增加兴奋时胞质内 Ca^{2+} 浓度，从而增强兴奋收缩偶联过程。目前认为，心肌细胞收缩所需的 Ca^{2+}，主要不是来自肌浆网或线粒体，而是来自细胞膜外，洋地黄类的强心作用在于它能增加 Ca^{2+} 进入细胞内，从而促进肌凝蛋白和肌纤维蛋白结合的过程。此外，尚能抑制细胞膜上 Na^{+}-K^{+}-ATP 酶（离子主动运转酶系）的活性，使 Na^{+}-K^{+} 交换系统活性降低，导致细胞内 K^{+} 减少而 Na^{+} 相对增加，以致细胞内 Na^{+}-Ca^{2+} 交换活跃，促进 Ca^{2+} 内流增加。洋地黄通过直接或间接对自主神经系统的作用，以及心功能的改善，使心率减慢。洋地黄通过减慢心肌细胞动作电位曲线 0 位相上升速率，降低膜反应性而减慢传导，缩短动作电位间期和不应期，使 QT 间期缩短，改变 1、2 位相的斜率使 ST 段偏移，增强 4 位相舒张期自动除极，可兴奋低位异位起搏点的自律性，导致心律失常。中毒量洋地黄还可直接作用于心脏传导系统，造成部分或完全性传导阻滞。

洋地黄的适应证：①充血性心衰，尤其心功能Ⅲ～Ⅳ级收缩性心衰；②心衰伴快速心房颤动（肥厚型心肌病或预激综合征所致者应属禁忌或慎用）；③对于窦性心律的慢性心衰应先用利尿剂和血管扩张剂（包括血管紧张素转换酶抑制剂），在上述治疗疗效不佳、无低血钾情况时，可给予洋地黄；④非洋地黄引起的心律失常，包括快速心室率性心房扑动或颤动、阵发性室上性心动过速（预激综合征所致者慎用）等；⑤曾有心衰史患者或疑有潜在心功能低下者，施行外科手术（包括心脏手术）、妊娠、分娩或并发其他严重疾病时，可预防性酌情应用洋地黄，以预防心衰发生。

下列情况不宜应用洋地黄：①预激综合征合并心房颤动，洋地黄可缩短旁路不应期而导致心室颤动；②二度及三度房室传导阻滞；③病态窦房结综合征（无起搏器保护者），特别是老年人；④单纯舒张功能不全性心衰，如肥厚型心肌病，尤其伴流出道梗阻者。对于急性心肌梗死早期（前 24 小时内）、心肌炎、肺源性心脏病、巨大心脏等情况下并发心衰，洋地黄应慎用，剂量宜小，并应密切观察和做相应治疗。对二尖瓣狭窄（心房颤动合并右心衰竭除外）除能减慢心率外，其他帮助不大。大量心包积液或缩窄性心包炎，洋地黄疗效欠佳。洋地黄中毒所致心肌收缩力减退或引起心律失常是洋地黄绝对禁忌证。此外，室性心动过速亦属洋地黄禁忌。

洋地黄类制剂及用法：根据给药后起效的快慢，大致可分为速效、中效和慢效三种制剂。常用速效制剂有毒毛花苷 K、毛花苷丙（西地兰）、洋角拗苷、铃兰毒苷、黄夹苷（强心灵）和冰凉花总苷（福寿草总苷）等，经静脉给药后多在 5~30 分钟内起效，主要用于急重心衰患者。中效制剂常用的有地高辛、甲基地高辛等，口服后 1~2 小时内起效，为临床上最常用制剂。慢效制剂常用的有洋地黄（洋地黄叶）和洋地黄毒苷等。对于慢性心衰一般情况下可选用中效或慢效制剂，危重或急性心衰病例可选用速效制剂，待症状控制后，改用中效或慢效制剂维持。

强心苷给药方法有两种：①速给法：多采用静脉推注速效洋地黄制剂，如毛花苷丙可视病情先静脉推注 0.2~0.4mg，2~4 小时后可再次给药；毒毛花苷 K 首剂 0.25mg，2 小时后再注 0.125~0.25mg；铃兰毒苷首剂 0.1mg，加入 5% 葡萄糖液 20mL 中缓慢静脉推注，2~4 小时后再注 0.05~0.1mg；羊角拗苷首剂 0.25~0.5mg，2~4小时后再注 0.25mg。目前此法主要用于治疗急性左心衰竭或快速心房颤动伴心衰者，亦适用于危重的充血性心衰患者，有效后改口服维持。②每天维持量疗法：适用于病情不太急的慢性心衰患者。目前临床应用最广的是地高辛 0.125~0.25mg，每天 1 次，口服，个别患者剂量可调整为每天 0.375~0.5mg，约 5 个半衰期［即 $1.5\times5=7.5$（天）］后血浓度即可达到治疗水平。现已证实，洋地黄治疗心衰时剂量与心肌的收缩效应呈线性关系，并非全或无，即使用小剂量也可使心肌收缩力增强，随剂量增加收缩力也随之增强，但剂量超过一定限度后，收缩力不仅不再增加甚至下降。因此，盲目增加洋地黄剂量不仅易出现中毒反应，且有加重心衰的可能。因此传统的先给予饱和量（负荷量），继以维持量疗法，由于易致洋地黄中毒，现已少用，除非属较急或危重的心衰。在一般情况下宜采用每天维持量疗法，其优点是既可降低洋地黄用量，又可减少其毒副反应。

应用洋地黄类药物的注意事项：使用洋地黄应坚持个体化用药的原则，但对每个具体患者确定其最佳治疗剂量并非易事，一般而言，剂量与体重有关，但肥胖者矫正剂量应以标准体重为准，而不是根据实际体重计算。老人、肾功能损害者、消瘦者，以及同时服用增加洋地黄吸收（尤其口服制剂）、提高有效血浓度或延长其半衰期的药物，如口服吗啡类（可待因、罂粟碱等），抗胆碱能药物（阿托品、莨菪碱、丙胺太林等），青霉素、红霉素、氯霉素、新霉素和四环素类抗生素，阿司匹林、吲哚美辛和布洛芬等消炎镇痛药，利血平、胍乙啶等降压药，β受体阻滞，奎尼丁、维拉帕米、胺碘酮、丙吡胺等抗心律失常药，肾上腺皮质激素和利尿剂等，洋地黄应适当减量，以免血清浓度过高导致毒副反应发生。相反，考来烯胺（消胆胺），甲氧氯普胺（胃复安），抗酸剂如三硅酸镁、氢氧化铝等均能降低地高辛的胃肠道吸收，使其血清浓度降低。而酚妥拉明、硝普钠等血管扩张剂可使地高辛肾小管排泌增加，使血清有效浓度降低，苯马比妥、苯妥英钠和保泰松可加速洋地黄在肝内生物转化过程，也可使血清有效浓度降低。故洋地黄与上述药物联用时，则要适当增加剂量。此外，应用洋地黄过程中应密切监测电解质水平，尤其注意低钾、低镁血症可诱发或加重洋地黄毒性反应。近年来应用放射免疫法测定血液中洋地黄的浓度，对防止洋地黄中毒的监测有一定作用，一般认为地高辛有效血浓度在1~1.5μg/L，超过2μg/L时易发生中毒。但无中毒者和有中毒者血清洋地黄浓度间仍有明显重叠现象，因此临床症状的改善及中毒症状的出现与否仍然是调整洋地黄用量的重要依据。

洋地黄的毒副反应：洋地黄治疗量与中毒量仅相差1.6倍，两者十分接近，使用不当易发生中毒，常见的诱因包括：①电解质紊乱，特别是低血钾、低血镁和高钙血症；②甲状腺功能减退；③老年患者；④肾功能减退；⑤风湿活动、心肌炎等对洋地黄敏感性增加；⑥肺源性心脏病、严重缺氧、急性心肌梗死、心肌病、心脏极度扩大等对洋地黄的耐受性降低；⑦同时使用可提高洋地黄血浓度的药物等。

洋地黄中毒在心脏方面的毒性主要表现有频率和节律的变化，其中以室性期前收缩最常见，可呈二联律、三联律或多源性，其次是伴或不伴有传导阻滞的房性心动过速、非阵发性交界性心动过速，严重中毒者可引起室性心动过速与心室颤动。洋地黄亦可引起心动过缓，包括窦性心动过缓，窦房阻滞或一度、二度、三度房室传导阻滞等。心律失常是洋地黄中毒的主要表现，老年人在充血性心衰治疗过程中若出现缓慢性心律失常，应考虑到洋地黄中毒的可能。洋地黄心外毒性反应包括胃肠道症状，如厌食、恶心、呕吐、腹泻等；视觉障碍包括视力模糊、色视、出现盲点、复视等；神经系统反应有头痛、忧郁、失眠、乏力等。

洋地黄中毒的治疗：一旦发现中毒应立即停用，一般情况下若属快速性心律失常（无论是室性或室上性），即使血钾不低也可适当补钾，因为血钾正常并不代表细胞内不缺钾，只要血钾不高就可以了。心律失常较轻者可口服10%氯化钾10~15mL，或缓释钾片1.0g，每4~6小时1次，直至心律失常纠正。较重者，尤其伴低钾血症者，应静脉给药，一般用量为10%氯化钾10~20mL，加入5%葡萄糖液250~500mL中静脉滴注，每小时滴注0.5g左右，并用心电监护，直至控制异位心律。在紧急室性心律失常时，也可立即静脉推注利多卡因50~100mg，必要时隔5~10分钟重复1次，但1小时总量不宜超过300mg，然后静脉滴注维持。若利多卡因无效，也可改用苯妥英钠，首剂100mg，加入20mL注射用水中，缓慢静脉推注，必要时5~10分钟后重复给药，总量不宜超过300mg，以免发生低血压、呼吸抑制，待症状改善后改为口服100mg，每天3次。洋地黄中毒致缓慢性心律失常，则不宜在无血钾检查结果时补钾，若同时合并室性期前收缩，可先用苯妥英钠，待测得血钾结果后再决定是否补钾。高度房室传导阻滞、肾衰竭、少尿者不宜补钾。心动过缓伴阿斯综合征发作者宜安置临时心脏起搏器，一般情况下可用阿托品类治疗，如阿托品0.5~1mg肌内注射，视病情每4~8小时1次。病情轻者也可口服。基于低血钾常伴有低镁血症，硫酸镁不仅能纠正低血镁，而且可兴奋受洋地黄抑制的$Na^{+}-K^{+}-ATP$酶，制止心肌钾的丢失，也适用于洋地黄中毒所致心律失常。一般剂量为25%，硫酸镁10mL，加入5%葡萄糖液250mL中静脉滴注；当血钾<3.5mmol/L，加10%氯化钾5~7mL，此为一剂之量，每天可给1~2剂。心律失常纠正后预防用药为隔天或每天1剂。对于严重快速心律失常者，可用25%硫酸镁10mL，加入5%葡萄糖液20mL中缓慢静脉推注。此外，亦可用门冬氨酸钾镁20mL（每10mL内含镁、钾各500mg）加入5%葡萄糖液250mL中静脉滴注。经上述非特异性疗法仍不能控制的严重心律失常，可采用特异性地高辛抗体进行治疗。用法是治疗前即刻记录心电图及有关电解质（钾、钠、钙、镁）检查，常规做地高辛特异的性抗体F（ab′）$_2$皮试：先将F（ab′）$_2$0.1mL，加生理盐水0.9mL，做皮试，其观察方法同青霉素皮试。若皮试阴性，在心电图或心电示波器监护下，将地高辛特异性抗体F（ab′）$_2$800mg，用生理盐水稀释成20mL，缓慢静脉推

注，如30分钟后无任何好转可重复注射1次，直至心律失常消失，一般情况下总量为800~2 400mg。必须指出，使用地高辛性特异抗体F（ab′）$_2$之前应肯定为洋地黄中毒才可使用，更不要将洋地黄不足误诊为中毒，因为使用F（ab′）$_2$后有可能使心肌内的地高辛急剧转移到抗体上，使原先的正性肌力作用锐减，导致心衰加重。

在基层若无地高辛特异性抗体F（ab′）$_2$，而上述抗心律失常药物又无效时，可考虑施行食管心房调搏术或安置临时起搏器，应用超速抑制或通过程序刺激法多能控制心律失常。至于电击复律，一般不主张用于洋地黄中毒所致室性心动过速，以免发生心室颤动。只有在其他方法均无效情况下，采用低能量（5~10J，一般应小于50J）电击。

（2）非洋地黄类正性肌力药物：临床上应用的主要包括以下几类。

1）β受体兴奋剂：目前应用较多的如多巴胺和多巴酚丁胺，两者均能兴奋及心脏β受体，激活腺苷环化酶，使腺苷三磷酸（ATP）转化为cAMP，促进Ca^{2+}进入心肌细胞膜，选择性地增强心肌收缩力，增加心排血量和降低肺毛细血管楔嵌压，改善心功能。但前者使血压、体循环血管阻力、左心室充盈压、心率增加；后者主要兴奋β_1受体，对血压、左心室充盈压和心率影响较小，且能降低体循环血管阻力。因此，对于心排血量低、左心室充盈压高、体循环血管阻力正常或低下，特别是合并低血压时宜选多巴胺；而心排血量低、左心室充盈压高、体循环血管阻力和动脉压在正常范围的患者，应选用多巴酚丁胺。因两药均需静脉给药，故多用于急性心衰或危重病例。多巴胺常规用量开始为0.5~1.0μg/（kg·min），可逐渐增至2~10μg/（kg·min）。多巴酚丁胺用量一般为2~10μg/（kg·min），每天总量可达80~240mg，但输注速度不宜过快，以免引起头痛、恶心、呕吐、心悸和心律失常等不良反应。

2）双异吡啶类：该类药物中，曾是临床应用最广的是氨力农（氨吡酮）和米力农（二联吡啶酮）。该类药物主要通过选择性抑制磷酸二酯酶Ⅲc起作用，抑制cAMP降低，使细胞内cAMP含量增加，后者通过3种途径调节或潜在性激发心肌收缩，即①通过肌膜Ca^{2+}通道磷酸化，促进Ca^{2+}跨膜内流增加；②肌质网有关蛋白磷酸化，激活Ca^{2+}-ATP酶，使肌质网摄取和释放Ca^{2+}增加；③收缩蛋白磷酸化，特别是肌钙蛋白I和肌球蛋白磷酸化，使心肌收缩力增强和正性松弛作用。血管平滑肌细胞内 cAMP 增加，使平滑肌细胞的肌质网摄取 Ca^{2+}增加，细胞质 Ca^{2+}减少，导致血管扩张。本类药物与洋地黄合用时具有协同作用。氨力农一般推荐首次负荷量为 0.75mg/kg，静脉推注，必要时 30 分钟后重复 1 次，然后每分钟 5~10μg/kg，静脉滴注。口服剂量为 100~200mg，每天 2~3 次，服后 1 小时内起作用，最大作用时间 1~3 小时，持续 4~6 小时。本药若与肼屈嗪联用可明显提高心排血量、降低肺毛细血管楔嵌压，适用于顽固性心衰。不良反应包括胃肠道症状、血小板减少、心律失常和腹痛等。由于氨力农的副作用且疗效不佳临床上已较少使用。米力农有明显的正性肌力作用，比氨力农强 10~40 倍，而且能选择性地松弛血管平滑肌，具有扩张周围血管作用，并可改善左心室舒张功能，在改善血流动力学的同时不增加氧耗、不使动脉压下降，多在其他药物疗效不佳时选用。剂量为 25~75μg/kg，静脉推注，从小剂量开始，根据需要递增。口服剂量为 2.5~10mg，每天 2~4 次。

由于在临床试验中该类药物的除治疗作用外还有致心律失常等副作用，故近年来临床应用相对减少。

3）咪唑类化合物：如依诺昔酮（氢甲苯咪酮），具有正性肌力和扩张血管双重作用，其强心作用与心脏磷酸二酯酶同工酶Ⅲ抑制有关，使心肌 cAMP 浓度增高，促进心肌细胞 Ca^{2+}内流，肌浆网主动摄取 Ca^{2+}及激活磷酸化酶而使糖原分解增加，ATP 生成增多而使心肌收缩力增强。此外，高浓度时尚能抑制 Na^+-K^+-ATP 酶，使心肌细胞外 Na^+浓度降低，细胞内 Na^+浓度，通过抑制 Ca^{2+}与载体结合而减少 Ca^{2+}外流，以及 Na^+促进肌浆网释放 Ca^{2+}而产生正性肌力作用，其扩血管作用也可能与平滑肌内 cAMP 浓度增加有关。当血管平滑肌内 cAMP 增加，蛋白激酶激活后促进 Ca^{2+}外运，阻止 Ca^{2+}内流，使细胞内可和少 Ca^{2+}浓度降低，平滑肌兴奋收缩偶联过程受阻，因而外周血管扩张。依诺昔酮剂量为每次 0.5mg/kg，静脉推注，约 10 分钟后有血流动力学效应，作用持续 6 小时左右。口服剂量为每次3mg/kg，视病情可每天 2~3 次。

其他类似药物有：①匹罗昔酮 50mg，每天 2~3 次，口服；静脉推注为 0.5mg/kg。②硫马唑，首剂 0.1~0.4mg/kg，静脉推注，继之以 0.35mg/min，静脉滴注，每 30 分钟可酌加剂量，但不宜超过 1.4mg/min，连续静脉滴注 72 小时；口服剂量为 50~200mg，每天 3 次。

鉴于非洋地黄类正性肌力药物仅短期内改善血流动力学效应，长期应用时缺乏持续血流动力学效应，应用不当可诱发严重心律失常，甚至使病死率增加，因此仅适用于充血性心衰急性恶化时，或心衰经利尿剂、ACEI、地高辛和血管扩张剂联合治疗仍无效的患者。

6. 改善心肌代谢和供能

有部分学者认为对于重症心衰患者虽可酌情应用能量合剂和营养心肌药物，如 ATP、辅酶 A、辅酶 Q10、细胞色素 C 和 1，6 二磷酸果糖（FDP），但无明显疗效的循证医学证据。

7. 血管紧张素转化酶（ACE）抑制剂

ACE 抑制剂应从小剂量开始，并根据血压等情况逐渐增加剂量，同时监测血压和肾功能的变化。

8. β 受体阻滞剂：病情稳定后从小剂量开始使用，逐渐增加剂量致目标剂量或最大耐受量。

9. 其他治疗措施：包括吸氧、支持疗法、对症治疗、加强护理等。

第二节　急性心力衰竭

急性心力衰竭是指心排血量短期内急剧下降，甚至丧失排血能力。常见于严重的急性心肌炎、急性心肌梗死、严重心瓣膜狭窄、心室流出道梗阻、心房内球瓣样血栓或黏液瘤嵌顿、肺动脉主干或大分支阻塞；急起的心脏容量负荷过重，如外伤、感染性心内膜炎、急性心肌梗死等所致瓣膜穿孔及损害、腱索断裂、心室乳头肌功能不全、心室间隔穿孔、主动脉窦瘤破入心腔、输流过多或过快；急起的心室舒张受限制，如急性大量心包积液和积血，快速异位心律，严重心律失常如心室颤动、心室停顿、显著心动过缓等。

一、诊断

按心脏排血功能减退的程度、速度、持续时间、代偿功能的差别，可出现下述表现。

（一）临床表现

1. 晕厥

指心排血量减少致脑部缺血而发生的短暂性意识丧失，若持续数秒以上，可发生四肢抽搐、呼吸暂停、发绀、心音消失或相应的心律失常。发作大多短暂，发作后意识常立即恢复。

2. 休克

除有心功能不全征象外，尚有休克的临床表现。

3. 急性肺水肿

为急性左心衰竭的主要表现。典型者常突然发作，高度气急，呼吸浅速（30~40 次/分）、端坐呼吸、咳嗽、咯白色或粉红色泡沫样痰；若为肺间质水肿，则为干咳，患者面色灰白、口唇及肢端发绀、大汗、烦躁不安、心悸、乏力等。体征包括双肺广泛水泡音和/（或）哮鸣音，心率增快，心尖区第一心音低钝，可出现收缩期杂音和奔马律，心界向左下扩大，可有心律失常和交替脉，血压可以升高也可降低，若伴血压下降者往往病情更为严重。此外，不同心脏病尚有相应症状和体征。

（二）辅助检查

1. 胸部 X 线

可见肺门有蝴蝶形大片阴影并向周围扩展，心界扩大，心尖搏动减弱。此外，不同心脏病尚有相应 X 线征，如高血压、主动脉瓣病变等可呈靴形。心改变；二尖瓣狭窄致左心房衰竭可有梨形心改变。

2. 心电图

常有窦性心动过速或各种心律失常，心肌损害，左心房、左心室肥大等。

3. 超声心电图

可显示左心房、左心室肥大，搏动减弱，同时可检出相应心脏病的形态学改变。

二、治疗

（一）心源性晕厥的治疗

基于发作多历时短暂，以防治原发病和控制心律失常为主。一般可采用以下措施：轻者可让患者平卧、下肢抬高以增加回心血量；心动过缓者可静脉使用异丙肾上腺素或注射阿托品；血压偏低宜用升压药，如间羟胺、多巴胺等。

（二）急性肺水肿的治疗

急性肺水肿是心脏急症，应分秒必争，其具体急救措施如下。

1. 体位

将患者置于半坐卧位，必要时可使双腿下垂，以改善肺活量和减少静脉回流，减轻心脏前负荷。

2. 供氧

可将氧气先通过50%~70%乙醇湿化瓶后吸入，也可用1%硅酮溶液代替乙醇，或吸入二甲硅油去泡气雾剂，以降低泡沫的表面张力使泡沫破裂，改善肺通气功能。症状改善后停用经乙醇吸氧。一般情况下可用鼻导管供氧，严重缺氧者亦可采用面罩正压供氧及无创通气，氧气浓度以40%~60%为宜，一般流量为4~6L/min。对症状严重经上述治疗疗效不佳、血流动力学障碍、不能配合咳痰或出现神志障碍者需行有创通气。

3. 镇静

立即用吗啡2.5~5mg，皮下注射、肌内注射或静脉注射。业已证实，吗啡不仅具有镇静、解除患者焦虑状态的作用，而且能扩张静脉和动脉，从而减轻心脏前、后负荷，改善肺水肿。对于高龄、哮喘、昏迷、严重肺部病变、呼吸抑制和心动过缓、房室传导阻滞者应慎用或禁用。

4. 洋地黄类药物

急性肺水肿伴低血压或心率明显增快等情况时可选用静脉推注快作用洋地黄制剂，常用的有毛花苷丙（西地兰）0.2~0.4mg，必要时2小时后可再次使用。对于二尖瓣狭窄所致左心房衰竭，除心动过速、合并快速型心房颤动外，一般可不用强心苷，以免右心排血量增加反而加剧肺水肿。即使应用，剂量宜小，其目的主要用来减慢心室率，以改善左心室舒张期充盈，如有明显的交感兴奋状态在其他药物使用疗效不佳且必要时可合用少量β受体滞剂如美托洛尔2~5mg静脉注射，以降低心率。

5. 襻利尿剂

一般情况下可先静脉推注呋塞米 20~40mg，或布美他尼 1~2mg，必要时隔 2~6 小时重复，以降低心脏前负荷。

6. 血管扩张剂

静脉使用血管扩张剂，常用制剂有硝普钠和硝酸甘油等，常首选硝普钠，按血压水平调整用量。

近年研究显示重组人 B 型利钠肽（rhBNP）有一定的改善症状作用，该药与人体内产生的 BNP 相同，其主要药理作用是扩张静脉和动脉（包括冠状动脉），从而减低前、后负荷，在无直接正性肌力作用情况下增加心排血量，故将其归类为血管扩张剂。应用方法：先给予负荷剂量 1.5μg/kg，静脉缓慢推注，继以 0.007 5~0.015μg/（kg · min）静脉给药；也可不用负荷剂量而直接静脉给药。疗程一般 3 天，不超过 7 天。

7. 必要时选用非洋地黄正性肌力药物

如多巴胺、多巴酚丁胺、米力农、依若昔酮等。近年来临床使用的钙增敏剂左西孟旦对急性心力衰竭显示有一定的作用，它通过结合于心肌细胞上的肌钙蛋白 C 促进心肌收缩，其正性肌力作用独立于 β 肾上腺素能刺激，可用于正接受 β 受体阻滞剂治疗的患者。用法：首剂 12~24μg/kg 静脉注射（大于 10 分钟），继以 0.1μg/（kg · min）静脉给药，可酌情减半或加量。

8. 急性心肌梗死或严重心肌缺血并发心源性休克

可行主动脉内球囊反搏（IABP）治疗。急性心肌炎所致的严重心力衰竭可首选体外模式人工肺氧合器（ECMO）。

9. 治疗原发病、消除诱因和纠正心律失常

如高血压所致急性左心衰竭，关键是要采取积极降压措施；二尖瓣严重狭窄者，必要时可施行紧急经皮二尖瓣球囊成形术或二尖瓣分离术等。对于诱因如感染者给予抗生素，有严重心律失常导致血流动力学障碍应给予抗心律失常治疗，包括药物或电治疗。严重水钠潴留利尿剂效果不佳时可选择血液滤过。

第五章

消化系统急危重症

第一节　上消化道大出血

一、概述

上消化道出血（UGIH）是指屈氏韧带以上的消化道（食管、胃、十二指肠、胰腺、胆道）疾病引起的出血，也包括胃-空肠吻合术后的上段空肠等部位的病变引起的出血。上消化道出血分为食管胃静脉曲张出血与急性非静脉曲张性上消化道出血。上消化道大出血一般指在数小时内失血量超过 1 000mL 或循环血量的 20%以上；或一次出血量 500mL 以上，出现直立性头晕，心率>120 次/分，收缩压<90mmHg，或比原来基础血压低 25%以上；或 24 小时内需输血 2 000mL 以上；或 1～2 天内血红蛋白（Hb）<70g/L，红细胞计数（RBC）<3×10^{12}/L，红细胞比容<0.25L。上消化道大出血的临床表现主要是呕血和黑便，常伴血容量减少引起的急性周围循环衰竭。上消化道大出血是上消化道及全身疾病常见的严重并发症之一，如不及时诊治，尤其是高龄、有严重伴随病的患者易致死亡，病死率约为 10%。因此，迅速确定病因、出血部位，准确估计出血量并及时处理，对预后有重要意义。

二、病因

1. 上消化道疾病

①食管疾病：如食管癌、食管炎、食管贲门黏膜撕裂综合征（Mallory-

Weiss综合征)、食管裂孔疝、食管器械损伤、食管化学损伤等；②胃、十二指肠疾病：如消化性溃疡、急性糜烂出血性胃炎或十二指肠炎、胃癌、胃血管异常、胃手术后病变、胃黏膜脱垂、胃黏膜平滑肌瘤、淋巴瘤、壶腹周围癌等。

2. 上消化道邻近器官与组织的病变

①胆道疾病：如胆道感染、胆囊或胆管癌、胆道受压坏死等；②肝脏疾病：如肝硬化、肝癌、肝脓肿或肝血管瘤、肝外伤等；③胰腺疾病：如急性胰腺炎、胰腺癌等；④其他：如主动脉瘤破入食管、胃或十二指肠、纵隔肿瘤或脓肿破入食管等。

3. 全身性疾病

①血液病：如血友病、血小板减少性紫癜、白血病、弥散性血管内凝血；②血管性疾病：如过敏性紫癜、动脉粥样硬化、多种原因引起的血管炎等；③其他：如急性胃黏膜损伤（多因酒精、非甾体消炎药以及严重创伤、烧伤、大手术后、休克等各种应激引起)、尿毒症、结节性多动脉炎、流行性出血热、钩端螺旋体病等。

按照发病率高低，常见急性上消化道大出血的病因依次为：消化性溃疡、食管胃底静脉曲张破裂、应激性胃黏膜病变（如糜烂性出血性胃炎）和消化道肿瘤，其中消化性溃疡大约占所有急性上消化道大出血的50%。

三、发病机制

上消化道大出血的基本病理改变是消化道黏膜、基层，甚或浆膜层的血管因糜烂、坏死、溃疡或破裂而出血。由于病因不同，其出血机制也不尽相同。①消化性溃疡出血，多为十二指肠球后溃疡或胃小弯穿透性溃疡侵蚀较大血管所致；②肝硬化引起的上消化道大出血，主要是食管胃底静脉曲张破裂出血，其次为门脉高压性胃病及肝源性溃疡，均与门脉高压有关。此外，因肝脏合成凝血因子减少或脾功能亢进时血小板减少以及毛细血管脆性增加所致的凝血机制异常，直接或间接促进了上消化道大出血；③急性胃黏膜病变引起的上消化道大出血，主要是因药物及各种应激因素破坏了胃黏膜屏障功能，氢离子逆弥散，侵袭血管，产生多发性糜烂和表浅溃疡所致；④上消化道肿瘤发生缺血性坏死、表面糜烂或溃疡、侵袭血管而出血；⑤其他原因引起的上消化道大出血也是因病变侵袭血管、血管破裂、血管功能受损、血小板减少、凝血因子减少而致的出、凝血功能障碍引起。

四、临床表现

（一）症状与体征

上消化道大出血的临床表现主要取决于病变的性质、部位、出血量和速度。

1. 呕血与黑便

呕血与黑便是上消化道大出血的特征性表现。不管出血部位在幽门上或下，只要出血量大，就可出现呕血与黑便。大出血时呕出的血液呈鲜红或暗红色，或兼有血块。如在胃内停留时间长，多为棕褐色或咖啡色，系血液经胃酸作用而形成正铁血红素所致。黑便可呈柏油样，黏稠而发亮，系血红蛋白中的铁经肠内硫化物作用而形成硫化铁所致。出血量很大时，粪便可呈暗红色甚至鲜红色，酷似下消化道出血，大便性状为血量多、粪质少、血与粪便均匀混合。食管胃底静脉曲张破裂出血具有突然起病，出血量大，易反复，难以控制的特点。

2. 其他表现

可有上腹部不适、急性上腹疼痛、反酸、饱胀、恶心、肠鸣音亢进等表现。在休克控制后常伴有低热，一般<38.5℃，可持续 3～5 天。发热可能是失血性周围循环衰竭后引起丘脑下部体温调节中枢功能不稳定所致，但其确切发热机理尚不清楚。

（二）并发症

1. 急性周围循环衰竭

出血量较大，若在短时间内出血量超过 1 000mL 以上时，患者常出现周围循环衰竭的症状，除头晕、乏力、心悸外，常伴冷汗、四肢厥冷、脉搏细弱、心跳加速、心音低钝、呼吸气促、血压下降等失血性休克表现。少数患者在出血后有一过性晕厥或意识障碍（系暂时性或一过性脑缺血所致）。部分患者，尤其是老年患者可有烦躁不安的表现，系脑缺氧所致。应特别注意，老年患者因动脉硬化，即使出血量不大，也可出现意识障碍。

2. 失血性贫血

大量出血后，因血管及脾脏代偿性收缩，红细胞比容及血红蛋白可暂时无明显改变。随后，组织液渗入血管内，使血液稀释，一般经3~4小时可出现贫血。

3. 其他

肝硬化引起的大出血极易引起水、电解质紊乱、肝性脑病等并发症。

五、辅助检查

1. 血常规

血红蛋白、红细胞计数、红细胞比容降低，呈正细胞、正色素性贫血，可出现晚幼红细胞。出血24小时内网织红细胞增高，至出血后4~7天可高达5%~15%，止血后逐渐降至正常。上消化道大出血后2~5小时，白细胞增高，止血后2~3天恢复正常，若伴有脾功能亢进者，白细胞计数可不增高。

2. 血尿素氮

上消化道大出血后，血液中蛋白分解产物在肠道吸收，致血尿素氮升高，一般在大出血后数小时开始上升，约24~48小时达高峰，大多>14.3mmol/L，若无明显脱水或肾功能不全的证据，仅血尿素氮升高或持续超过3~4天，提示上消化道仍有出血。此外，因血容量不足，肾血流减少，肾小球滤过率下降，氮质潴留，亦可使血尿素氮增高。如无活动性出血的证据，血容量已补足，但尿量少，血尿素氮持续增高，提示肾性氮质血症、肾衰竭。

3. 内镜检查

内镜检查是病因诊断、确定出血部位和性质的关键，诊断准确率为80%~94%。还可预测再出血的危险性，并能进行镜下止血治疗。一般主张在出血后24~48小时内进行急诊胃镜检查。检查前先建立静脉通道，纠正休克，充分补充血容量，改善贫血（Hb上升至70g/L），在备血、监护及相应止血措施下进行。食管胃静脉曲张并非内镜检查禁忌。

4. 选择性动脉造影检查

对内镜检查无阳性发现，或有活动性出血又不适宜进行内镜检查者，可选择血管造影，还可同时做栓塞止血治疗。可行选择肠系膜上动脉插管造影检查。

多主张在出血的情况下立即行造影检查，其出血的部位或病变的性质多数可获得诊断，例如发现造影剂从某破裂的血管处溢出，则该血管处即是出血的部位。当发现异常的病变血管时，可根据该异常血管影做出是否有血管畸形的病因诊断。血管造影属侵袭性检查，有发生严重并发症风险，对严重动脉硬化、碘过敏和老年患者禁用。

5. B 型超声波检查

如发现肝硬化、门静脉高压的特征性改变，即有利于肝硬化的诊断；如发现局部胃黏膜显著增厚则有利于胃癌的诊断。

6. CT 或 MRI 检查

对诊断肝硬化、胆道病变及胰腺病变有较大的帮助，也有利于中、晚期胃癌的诊断。

7. X 线钡餐检查

一般而言，在大出血时不宜行 X 线钡餐检查，因有可能加重出血或再出血，故多主张钡餐检查在出血停止、病情稍稳定后进行。但此时钡餐检查的诊断阳性率明显降低，例如对急性胃黏膜病变、应激性溃疡等的诊断会发生困难，因为这些病变可在短期内恢复正常，但是钡餐检查对于食管静脉曲张、消化性溃疡或胃癌等病变，仍有重要的诊断价值。

六、诊断

首先要判断是否有上消化道出血，再判断出血的严重程度，最后做病因诊断。

1. 上消化道大出血的诊断

根据有引起上消化道大出血的原发病史，出现呕血、黑便等症状、体征以及相关辅助检查，可作出上消化道大出血的诊断。诊断时注意，有时患者已发生上消化道大出血，但并无呕血与黑便，此时早期诊断常有困难，必须密切观察病情，测量血压、脉搏以及时进行胃镜或直肠指检，有助于尽早做出诊断。

2. 出血量的估计

①粪便隐血试验阳性，提示每日出血量>5mL。②黑便提示每日出血量>60mL，柏油便提示每日出血量在 500~1 000mL；短时间内上消化道大出血超过

1 000mL 的患者也会出现血便，同时常会伴有血容量不足的临床表现。③胃内储积血量在 250～300mL，可引起呕血。④一次出血量不超过 400～500mL 时，因轻度血容量减少可由组织液与脾贮血所补充，故并不引起全身症状。出血量少时呕吐物为咖啡色；出血量大时，可呈暗红色或鲜红色；贲门以上食管出血，即使量不大也可以呕血，且色较鲜红。一般而言，出血量的大小与破裂血管的大小、是动脉还是静脉破裂有密切关系。较大静脉血管破裂，其出血量大；小动脉破裂的出血量也大；广泛的毛细血管渗血，其出血量一般也较大。

3. 病情严重程度分级

病情严重度与失血量呈正相关。如根据血容量减少导致周围循环的改变来判断失血量，休克指数（休克指数=心率/收缩压）是判断失血量的重要指标之一。根据出血程度临床分为 3 级：

（1）轻度：失血量<500mL，即占全身总血量的10%～15%时，无明显的脉搏加快、血压降低等全身表现，部分患者可出现头晕、心慌。休克指数为 0.5。

（2）中度：失血量 500～1 000mL，占全身总血量 20%左右时，可出现血压下降，但收缩压仍在80～90mmHg以上；脉搏增快，每分钟达 100 次左右；血红蛋白降至 70～100g/L；可出现一时性晕厥、口渴、心烦、少尿以及短暂性休克。休克指数为 1。

（3）重度：失血量>1 500mL，占全身总血量的 30%以上时，血压下降，收缩压<80mmHg，或较基础血压下降 25%以上；脉搏>120 次/分，血红蛋白<70g/L；可出现神志恍惚、面色苍白、四肢厥冷、冷汗、少尿或无尿等失血性休克的表现。休克指数>1.5。

4. 判断出血是否停止

有下列迹象，应认为有继续出血或再出血，需及时处理。①反复呕血或黑粪次数增多，粪质稀薄，甚至呕血转为鲜红色，黑便变成暗红色，伴有肠鸣音亢进。②周围循环衰竭的表现经补液、输血而血容量未见明显改善，或虽暂时好转而又恶化；经快速补液、输血，中心静脉压仍有波动或稍有稳定继之又下降。③红细胞计数、血红蛋白测定与红细胞比容继续下降，网织红细胞计数持续增高。④在补液和尿量足够的情况下，血尿素氮持续或再次增高。⑤胃管内抽出新鲜血。

5. 出血病因和部位的诊断

（1）若有慢性周期性、节律性上腹疼痛，特别是出血前疼痛加重，出血后疼痛减轻或缓解，考虑消化性溃疡，必要时紧急做胃镜检查，可对食管、胃、十二指肠等病变的性质和出血情况明确诊断。

（2）若有服用阿司匹林等药物史、酗酒史或应激状态者，可能为急性胃黏膜损害。

（3）既往有病毒性肝炎、血吸虫病或慢性酒精中毒病史，并有肝病与门脉高压的临床表现者，可能是肝硬化所致出血。由于脾常在上消化道出血后暂时收缩，诊断时不应过分强调脾肿大的依据。

（4）对中年以上的患者，近期出现上腹痛，伴有食欲减退、消瘦者，应警惕胃癌的可能性。

（5）出血后短期内发现血清胆红素增高，应考虑胆道出血、肝硬化或壶腹肿瘤等。

七、治疗

（一）一般治疗

患者应绝对卧床休息，保持安静，平卧并将下肢抬高。头偏向一侧、保持呼吸道通畅，避免将血液误吸入气管。吸氧，禁食，密切观察呕血、黑便、尿量、神志、皮肤与甲床色泽、肢体温度、周围静脉特别是颈静脉充盈情况。定时复查红细胞计数、血红蛋白、血细胞比容与血尿素氮，心电监护，尽可能进行中心静脉压测定，以指导液体输入量。必要时留置胃管，观察出血情况。

（二）补充血容量

1. 紧急输液

①立即配血。②尽快建立静脉通道，最好经锁骨下静脉插管。③输液速度：先快后慢。④液体种类及选择：可用生理盐水、平衡液、等渗葡萄糖液、血浆或其他血浆代用品、浓缩红细胞、全血。失血后因血液浓缩，应首先静脉快速滴注平衡液或胶体液，最好维持血红蛋白浓度在 100g/L、红细胞比容在 30%；若失血量较大，Hb 浓度<70g/L 时，可输浓缩红细胞；严重活动性大出血（急

性失血量超过总量的30%）时，应尽早输入足量新鲜全血。⑤输液量：输入液体或血的量应根据病因、尿量、血压、心肺病史。有条件的最好结合中心静脉压调整输液、输血的量及速度。

2. 输血指征

①收缩压<90mmHg，或较基础收缩压降低幅度>30mmHg。②血红蛋白<70g/L，红细胞比容<25%。③心率>120次/分。血容量已补足的指征有：四肢末端由湿冷青紫转为温暖、红润；脉搏由快、弱转为正常、有力；收缩压接近正常，脉压>30mmHg；肛温与皮温差从>3℃转为<1℃；中心静脉压（5～13cmH_2O）。UGIH的死亡很大程度上与年龄和严重并发症的临床表现有关。

（三）止血

1. 内镜下止血

对于急性非静脉曲张性上消化道大出血内镜下止血为首选，可对出血灶喷洒凝血酶或0.1%肾上腺素、巴曲酶等，适用于胃黏膜糜烂、渗血、活检后出血、溃疡出血等，对出血量大者效果较差。还可热探头、电凝、激光、微波止血或上止血夹。对于食管胃静脉曲张出血，内镜下止血是控制活动性出血和预防再出血的主要措施，可局部注射硬化剂、套扎疗法，胃底静脉曲张可局部注射组织黏合剂，为手术创造条件。

2. 药物止血

适用于无法内镜治疗或止血失败者，或与内镜治疗联合运用。

（1）抑酸药：抑制胃酸分泌的药物可提高胃内pH值，促进血小板聚集和纤维蛋白凝块的形成，避免血块过早溶解，有利于止血和预防再出血，又可治疗消化性溃疡。常用质子泵抑制剂（PPI）有埃索美拉唑、奥美拉唑、泮托拉唑、兰索拉唑、雷贝拉唑。用法：奥美拉唑80mg静脉推注，继以8mg/h的速度滴注72小时，也可用泮托拉唑等。根据2010年急性非静脉曲张性UGIH国际共识认为：内镜治疗前PPI治疗并不能降低再出血率、手术率和死亡率，但可有效减少干预措施、降低成本、提高安全性，尤其对高风险征象者，因此可考虑内镜检查前行PPI治疗以降低病灶级别、减少内镜干预，但不应延迟内镜检查。2012年美国消化性溃疡出血诊治指南指出，内镜检查前使用PPI可降低病灶级别，尤其是在不能早期行内镜检查或内镜医师技术有限的情况下对内镜治疗前 PPI 的治疗提出了有条件的推荐：内镜治疗后，基本药物治疗是用抑酸药，PPI 为目前推荐药物，疗效较为确切，要尽早应用。此外，还可用 H_2 受体拮抗剂（H_2RA），如雷尼替丁、法莫替丁等。

（2）止血药：止血药物的疗效尚未证实，不推荐作为一线药物使用。可口服凝血酶、云南白药等；也可静脉注射维生素 K_1；或用去甲肾上腺素 8mg 加入 100~200mL 冰生理盐水口服或鼻胃管灌注；或肌内注射或皮下注射巴曲酶 1U，严重出血时同时静注 1U 的巴曲酶。

（3）生长抑素及其衍生物：该药主要作用机理是，减少内脏血流、降低门静脉阻力；抑制胃酸和胃蛋白酶分泌；抑制胃肠道及胰腺肽类激素分泌。是肝硬化急性食道胃底静脉曲张出血的首选药物之一，亦可用于急性非静脉曲张出血的治疗。其特点：可迅速有效控制急性上消化道出血；预防早期再出血的发生；有效预防内镜治疗后的肝静脉压力梯度升高，从而提高内镜治疗的成功率；可显著降低消化性溃疡出血患者的手术率；对于高危患者，选用高剂量生长抑素在改善患者内脏血流动力学、出血控制率和存活率方面均优于常规剂量。因不伴全身血流动力学的改变，该类药物可安全应用于消化道出血患者，止血率为 80%~90%，无明显不良反应。目前推荐：14 肽的天然（或人工合成）生长抑素和人工合成的 8 肽生长抑素奥曲肽。生长抑素的用法：静脉给予 250μg 的负荷剂量后，继之以 250μg/h 持续静滴，维持 5 天，注意该药在滴注过程中不能中断，如中断超过 5 分钟要重新给予负荷剂量？对高危患者可高剂量（500μg/h）输注，这个剂量在改善患者内脏血流动力学、出血控制率和存活率方面均优于常规剂量，可根据患者病情多次重复 250μg 冲击剂量快速静脉滴注，最多可达 3 次。奥曲肽的负荷用量为 100μg，继之以 25~50μg/h 持续静滴，维持 5 天。尽管生长抑素对非食道胃底曲张静脉出血疗效不确切，由于生长抑素无明显不良反应，美国学者对等待内窥镜检查不明病因上消化道大出血患者仍推荐使用。

（4）血管升压素及其衍生物：该类药物通过收缩内脏血管，减少门脉血流量，降低门脉压，达到止血目的。常用的药物包括垂体后叶素、血管升压素、特利加压素。一般推荐血管升压素 10U 缓慢静脉推注，之后以 0.2~0.4U/min

持续静脉滴注72小时，根据血压调整剂量。常见不良反应有腹痛、血压升高、心律失常、心绞痛、甚至心肌梗死等（高血压、冠心病者忌用）。但由于其较重副作用，限制临床应用，尽管其衍生物特立加压素已被证实可以提高上消化道大出血生存率，在欧洲已广泛应用到临床，但在美国并未被批准应用于治疗上消化道出血。常联用硝酸甘油10~15μg/min静脉点滴，或舌下含服硝酸甘油0.6mg，每30分钟一次，以减少血管升压素的不良反应及协同降低门静脉压。国内仍可用垂体后叶素替代血管升压素。

（5）抗生素：应当指出的是，美国肝病协会将抗生素应用7天作为预防再发食道胃底曲张静脉出血重要手段，可见肝硬化合并出血的患者预防性使用抗菌药物的重要性。肝硬化合并静脉曲张出血的患者（35%~66%）出现细菌感染的症状与非肝硬化住院患者（5%~7%）相比更为常见。在此类的患者中，预防细菌感染可降低静脉曲张再出血的风险，并可改善生存率。肝硬化合并静脉曲张出血的患者细菌感染的最主要的起因包括自发性腹膜炎、尿道感染和肺炎，常见革兰阴性菌感染。因此，对于肝硬化合并静脉曲张出血的患者应当给予7天的抗菌药物。选用喹诺酮类抗生素，对喹诺酮类耐药者可使用头孢类抗生素。

3. 三腔二囊管压迫止血

气囊压迫止血适用于食管静脉及近贲门部的胃底静脉破裂出血，有确切的近期止血效果。由于患者痛苦大，并发症多（如吸入性肺炎、窒息、食管炎、食管黏膜坏死、心律失常等），且随着近年来药物治疗和内镜治疗的进步，目前已不推荐气囊压迫止血作为首选措施。其应用限于药物不能控制出血时，作为暂时止血措施用，以赢得时间去准备更好的止血措施。三腔管压迫时间一般为24小时，若出血不止可适当延长至72小时，但不宜过长。

4. 介入治疗

经药物和内镜治疗无效时，可选择介入治疗。

（1）持续动脉注射法和动脉栓塞疗法：上消化道动脉出血的介入治疗包括持续动脉注射法和动脉栓塞疗法。持续动脉注射法是经导管持续灌注血管收缩剂，而动脉栓塞疗法是用栓塞剂阻塞出血动脉。常用的栓塞剂有自体凝血块、吸收性明胶海绵、聚乙烯醇以及无水乙醇等。

（2）部分脾动脉栓塞术：目前普遍认为食管胃底静脉曲张与门静脉压力增高相关，而肝硬化患者门静脉血约1/3来自脾静脉，部分脾动脉栓塞术（PSE）通过栓塞脾动脉分支减少了脾脏到门静脉的血流量，继而降低门静脉压力。与脾切除相比，部分脾动脉栓塞更安全有效，主要表现在手术过程简单快捷，局麻下就可完成。由于保留了部分脾脏功能从而保存了脾脏。

（3）经皮经颈静脉肝内门-体分流术（TIPS）：对于反复出血且应用内窥镜治疗或者药物治疗无效，可以考虑TIPS，但由于可以引起肝性脑病和置管阻塞，不推荐为食管胃底静脉曲张出血的首选。

5. 手术治疗

经上述治疗，上消化道大出血仍不能得到有效控制，脉率、血压不稳定，或诊断不明且无禁忌证者，可考虑手术治疗。对于食管胃静脉曲张出血仅在药物和内镜治疗无效，无法进行经颈静脉肝内门体分流术情况下使用。

有关资料显示：首次大出血病死率为28.7%，曲张静脉一旦发生出血，短时间内再出血概率很大，再出血死亡率明显增高，大出血后24、48小时内手术病死率分别为20%、38%，48小时以后手术者为45%。因此，不失时机地对部分大出血患者果断施行手术治疗是抢救患者生命的重要措施。

手术指征是：大量出血并穿孔，幽门梗阻或疑有癌变者；年龄在50岁以上，有心肾疾病，经治疗24小时以上仍出血不止者；短时间内出血量很大，出现休克征象者；急性大出血，经积极应用各种止血方法仍出血不止，且血压难以维持正常者；近期反复出血，其溃疡长期不愈合；门静脉高压，反复大出血或出血不止者。

八、研究进展

内镜检查是目前上消化道出血进行病因诊断和判断出血部位的首选方法。除明确出血部位和病因诊断外，还可通过内镜进行止血治疗。内镜治疗主要适用于炎症、糜烂、溃疡、食管胃底静脉曲张、血管畸形、损伤、肿瘤等导致的渗血，上消化道手术治疗或内镜治疗出现的局部出血，局部食道等部位出现撕裂而出现的出血以及全身性疾病、血液病等发生的出血。而对于休克患者、不适于内镜插入的患者、内镜治疗无效的患者、经内镜治疗后出现再出血情况严重的患者，则不适于勉强进行内镜治疗。下面就上消化道出血患者的内镜治疗进行阐述。

（一）内镜应用的时机

大多数上消化道大出血都应在24小时内行内镜治疗，但是高危和低危患者则推荐不同。对血流动力学稳定、无严重多病共存的低危患者是否应早期胃镜检查有不同意见。但是早期胃镜检查，能明显缩短住院时间和减少住院费用。而前面提到Blatchford评分为0者，不行内镜治疗对患者预后无影响。因此总体而言，对低危患者早期胃镜检查并不重要。而对高危患者，最近一项观察性研究发现，高危患者（Blatchford评分≥12），12小时后行胃镜检查，患者术后死亡率为44%，若早期胃镜检查，患者术后死亡率则为0%，显然12小时后的胃镜检查患者死亡率明显高于早期胃镜检查者。总之，急诊内镜检查一般在入院12~24小时以内进行，对急性大出血患者应尽快进行，急诊内镜检查有很高的诊断率，并可看到90%的出血病灶。此外，早期内镜检查还可预测复发出血的危险性和实施早期治疗。

（二）内镜检查前的药物治疗

美国胃肠内镜实践表明：在内镜治疗前，静脉给予红霉素可以改善黏膜的可见性。最近在《中华消化内镜杂志》上发表的Meta分析：在内镜治疗前给予红霉素和甲氧氯普胺，明显的降低重复内镜检查确认出血来源的需要，但在血制品的需要、住院时间和外科的需要方面没有不同，因此该方法并不是常规推荐的。上消化道出血紧急内镜检查处理同一般内镜检查，但此时插入内镜往往胃内有较多的血液或血凝块，视野欠清晰，检查前是否洗胃目前尚有不同意见，主张插胃管用冰生理盐水洗胃者认为可以去除血块，易于观察和治疗，且冰生理盐水具有收缩血管作用，利于止血，但是，洗胃时液体易反流入气管，插管时的机械刺激有时反而加重出血，因此也有人不主张洗胃。在促使胃排空方面，红霉素是众所周知的刺激因素，该药有较强的胃肠反应，可潜在地应用于内镜检查前视野的清除。内镜前使用促动力药物可促进胃内积血排空。

内镜检查前辅助质子泵抑制剂（PPI）疗法，可在强酸环境抑制血小板凝集和血浆凝结，并可导致已形成的血栓的溶解。PPI可迅速中和壁细胞产生的胃酸，可稳定新形成的血栓。共识指南上支持在诊断性内镜检查前或者内镜治疗前 PPI 给药。一项综合了 6 项 RCT 的荟萃分析，共纳入 2 223 例患者，结果显示：内镜检查前质子泵抑制剂 PPI 治疗组与对照组的死亡率、再出血率及手术率无明显差别。但内镜检查前 PPI 治疗显著降低内镜治疗者的镜下高危征象及需要在内镜下治疗的比例。另一项发表在《新英格兰医学》杂志的研究也得出了相似结果，该研究是唯一的一项针对“在内镜实施前采用大剂量弹丸式注射 PPI，继之持续静脉维持的治疗方法的研究”。基于该证据，对于那些延迟内镜检查或不能及时完成内镜检查者，可以考虑预先使用 PPI，然而也不能因此就取消或过度推迟内镜检查。

（三）内镜下治疗

内镜检查可以迅速了解出血部位、程度、性质，还能及时进行直视下止血治疗，包括内镜下局部用药法、热凝固法、药物喷洒法、金属夹法等。

1. 局部用药法

在内镜直视下，经内镜注射针将某种止血或硬化药物注射于出血灶内，达到止血的目的。常用的药物有：无水乙醇、高渗钠-肾上腺素溶液、1 ∶ 10 000 肾上腺素注射液、5%鱼肝油酸钠及 1%乙氧硬化醇、1%加四烃基硫酸钠、巴曲酶等。药物可直接注射于出血血管内，也可在出血部位周围 3~4 处注射。这种方法适用于血管显露的活动性出血。有效的数据显示最初有效率可达 95%左右。新指南禁止单独注射肾上腺素，因为证据表明使用热凝止血效果明显好于单独注射肾上腺素；如要使用药物，则需联合一种热凝或机械止血方法，这样可以提高热凝或机械止血的效果。

2. 热凝固法

热凝固法可使局部产生高热，使蛋白凝固、组织水肿、血管收缩并激活血小板，血管内腔变小或闭塞，进而血栓形成而达到止血效果。现常用的有高频电凝法、Nd-YAG 激光照射法、微波法和热探头法。

（1）微波法：是指通过热能使组织蛋白、血管及组织发生凝固从而达到止血目的。一般采用电极与出血部位接触，反复凝固，拔出电极时为防止组织发生粘连，可采用解离电流通电后再拔出，其有效率可达 92%左右，其优势在于手术时间短、操作简便、定位准确、不损伤肌层、对人体无害、不良反应小等。但术中患者可能会感到轻微灼烧感、大而深的溃疡易发生穿孔，且在操作上要求使用电极头、时间均要合适，以防止拔出电极后再次出血。

（2）激光法：是指利用激光的光凝固作用，使血管内膜发生血栓，从而达到止血的目的。用于内镜下止血的有氩激光及石榴石激光，止血成功率在80%~90%，但对治疗食管静脉曲张出血的疗效尚有争议。激光治疗出血的并发症不多，有报道曾有发生穿孔、气腹以及照射后形成溃疡，导致迟发性大出血的病例。但如患者胃积血多，血凝块可吸收激光，反而影响其止血效果，而且光速如不能达到出血源，也会对止血效果产生影响。激光法对技术要求及设备要求均较高，疗效与其他凝固法相近，因此没有在临床得到广泛推广。

（3）热探头法：利用热探头的电极达到蛋白质凝固、止血的作用，其止血率可达到97%左右，对操作技术要求较高，如血管喷血情况，热量易造成分散流失，较为严重的并发症为胃穿孔。热探头法较激光、电凝等方法安全，对组织的损伤少。

（4）高频电凝法：电凝止血必须确定出血的血管才能进行，绝不能盲目操作。因此，要求病灶周围干净。如胃出血，电凝止血前先用冰水洗胃；对出血凶猛的食管静脉曲张出血，电凝并不适宜。操作方法是：用凝固电流在出血灶周围电凝，使黏膜下层或肌层的血管凝缩，最后电凝出血血管。单极电凝比双极电凝效果好，首次止血率为88%，第2次应用止血率为94%。这种方法如视野不清可能影响止血效果，且对操作技术要求较高，因而使用受到一定限制。

3. 药物喷洒法

主要适用于黏膜糜烂渗血、肿瘤破溃渗血、面积较大但出血量不大或球后溃疡不易注射的上消化道出血患者。选用止血疗效显著的药物。一般应首先清除凝血块，暴露出血病灶，再喷药。本法对溃疡病活动性出血或黏膜病变出血效果显著。常用的止血药物：8%去甲肾上腺素、凝血酶、5%~10%孟氏液（碱式硫酸铁溶液）、生物蛋白胶等。这种方法操作简便，可直接作用于出血部位，凝血时间短，无毒副作用。这种方法仅适用于少量出血，且止血效果不稳定，血块易脱落，有发生再次出血的可能。

4. 机械压迫法

（1）金属夹法：其原理是将特制的金属钛小夹子经内镜活检孔送入消化管腔，对准出血部位，直接将出血的血管或撕裂的黏膜夹住，起到机械压迫止血及“缝合”作用，伤口愈合后金属夹子会自行脱落。夹子一般在1~3周后自行脱落，随粪便排出体外。该法适用于直径<3mm的血管破裂出血及局灶性出血，尤其适用于消化道溃疡出血，对小动脉出血的治疗效果更好，也可用于曲张静脉破裂出血。操作时应注意深浅度。这种方法成功率可达100%，且无并发症发生，是一种安全、经济实用的治疗方法。

（2）食管曲张静脉套扎术：近年来，皮圈结扎法的应用范围在逐渐扩大，除治疗静脉曲张出血外，已成为内镜治疗消化道非静脉曲张出血的一种新方法。本法对杜氏病出血尤其适用。1986年Stiegmann等首次报道其原理如同内痔吸引套扎法，于内镜前端安置一套叠硬塑圈，内套圈内联结一尼龙线经活检孔送出，外侧部套一橡皮圈，内镜负压吸住曲张静脉，拉紧套圈时即将橡皮圈推出套住曲张静脉，如此反复可全部结扎粗大的曲张静脉，止血率达90%。其优点是不引起注射部位出血，无系统性并发症，近年来受到推崇；缺点是细小突出不显著的曲张静脉无法结扎。

（3）缝合止血法：主要适用于胃肠小动脉出血，如息肉及黏膜下肿瘤摘除术后基底部中央小动脉出血。对溃疡渗血及弥漫性出血不宜应用。

5. 冷冻止血法

采用液氮或液体二氧化碳作为冷冻液，用冷冻杆接触和喷射冷冻气体的方法，能够迅速极度地降温，从而使局部组织坏死、凝固达到止血目的。但因操作比较复杂，需要特制的仪器，所以应用并不十分广泛。

6. 超声探头法

是通过内镜活检孔利用超声探头成像指示内镜治疗的一种方法。多普勒超声探头可清楚地发现黏膜下的出血血管，利用控头可进行硬化剂注射，以达到快速、准确止血的目的。

7. 内镜下不同方法联合治疗

为了提高上消化道出血的内镜治疗效果，国内外不少学者采取不同方法联合治疗，取得了比单一方法治疗更好的效果。主要有局部喷洒药物加注射药物治疗、高频电凝加局部药物注射等。

（四）应用内镜治疗后的药物治疗

1. 内镜治疗后 PPI 的维持治疗

高级别证据推荐高危患者（即喷射性出血、活动性渗血、血管显露或附着血凝块）成功行内镜治疗后，可以大剂量使用 PPI（静脉弹丸式注射 80mg，继之 8mg/h 静脉滴注维持 72 小时）降低再出血率及死亡率。最近一项对患者内镜治疗后用以上方法与安慰剂对照的亚组分析研究显示：对活动性渗血者即使仅用安慰剂，患者再出血率也低（4.9%），提示对于活动性渗血患者也许不需要使用大剂量 PPI 进行内镜后维持治疗。

2. 幽门螺杆菌根除治疗

对消化性溃疡出血的所有患者都应该进行幽门螺杆菌检测。研究发现：快速尿素酶试验存在 79%的假阴性率，快速尿素酶试验联合活检组织检测的灵敏度只有 86%。因此在上消化道出血的情况下，快速尿素酶试验阴性的所有患者过段时间再检测的推荐是有意义的。随机试验 Meta 分析幽门螺杆菌根除治疗和持续的抗内分泌治疗对于预防再出血的疗效评估中显示：根除治疗组明显降低再出血的风险。因此，凡有幽门螺杆菌感染的消化溃疡，无论初发或复发、活动或静止、有无并发症，均应予以根除幽门螺杆菌治疗，目前推荐 PPI 或胶体铋为基础加上两种抗生素的三联治疗方法。治疗失败后的再治疗比较困难，可换用另外两种抗生素，或采用 PPI、胶体铋合用两种抗生素的四联疗法。

（五）再次内镜检查

内镜检查后 24 小时内无须常规复查内镜，对于临床证实存在再出血的患者，可以再次行内镜下止血，对部分患者可以考虑手术或介入治疗。最近一项病例回顾性分析研究显示，对内镜和药物治疗失败的患者，行动脉栓塞治疗成功率可达 90%以上，栓塞治疗成功后的再出血率为 33%。

第二节 重症急性胰腺炎

一、概述

急性胰腺炎（AP）是指多种病因引起的胰酶激活，以胰腺局部炎症反应为主要特征，伴或不伴有其他器官功能改变的疾病。临床上，大多数患者的病程呈自限性，20%～30%患者病情凶险。总体病死率为5%～10%。

重症急性胰腺炎（SAP）是指急性胰腺炎伴有脏器功能障碍，或出现坏死、脓肿或假性囊肿等局部并发症者，或两者兼有。腹部体征：上腹部明显的压痛、反跳痛、肌紧张、腹胀、肠鸣音减弱或消失等，腹部包块，偶见腰肋部皮下瘀斑征和脐周皮下瘀斑征。可以并发一个或多个脏器功能障碍，也可伴有严重的代谢功能紊乱，包括低钙血症（血钙<1.87mmoL/L）。增强CT为诊断胰腺坏死的最有效方法，B超及腹腔穿刺对诊断有一定帮助。APACHEⅡ评分≥8分。Balthaza CT分级系统≥Ⅱ级。死亡率为20%，伴有严重并发症的患者死亡率可高达50%。

暴发性急性胰腺炎是重症急性胰腺炎的一个特殊类型，是指凡在起病72小时内经正规非手术治疗（包括充分液体复苏）仍出现脏器功能障碍，常继发腹腔间隔室综合征者。

二、病因

重症急性胰腺炎的病因较多，且存在地区差异。在确诊急性胰腺炎基础上，应尽可能明确其病因，并努力去除病因，以防复发。

1. 胆道结石

近年来的研究表明，重症急性胰腺炎中有70%是由胆道微小结石引起的，这种微小结石的成分主要是胆红素颗粒，其形成与肝硬化、胆汁淤积、溶血、酗酒、老龄等因素有关。微小结石的特点是：①大小不超过3～4mm，不易被B超发现；②胆红素颗粒的表面很不规则，一旦进入胰管，容易损伤胰管而引起炎症和感染；③胆石的大小与急性胰腺炎的危险性呈反比，微小胆石引起的急性胰腺炎比大结石引起的急性胰腺炎更为严重。若临床上怀疑此病，可做急诊内镜逆行胰胆管造影（ERCP）或十二指肠引流，将收集到的胆总管内的胆汁进行显微镜检查，即可明确诊断。

2. 高脂血症

近年来高脂血症引起胰腺炎明显增多，尤其是体型肥胖伴有高血脂、脂肪肝和家族性高血脂病史的患者。目前认为高脂血症胰腺炎的发生与血胆固醇无关，而与血三酰甘油（TG）密切相关。血三酰甘油在 5.65～11.30mmol/L 之间，且血清呈乳状的胰腺炎称为高三酰甘油血症性胰腺炎。脂蛋白酶（LPL）是内、外源性脂肪代谢的关键酶，可将乳糜微粒和极低密度脂蛋白中的三酰甘油水解成甘油和脂肪酸，对血三酰甘油的清除起着重要作用。家族性 LPL 缺乏或家族性脂蛋白 CⅡ（ApoCⅡ）缺乏可导致机体脂代谢障碍，引起血三酰甘油水平的增高。

3. 酗酒或暴饮暴食

患者以男性青壮年为主，暴饮暴食和酗酒后，可因大量食糜进入十二指肠、酒精刺激促胰液素和胆囊收缩素释放而使胰液分泌增加，进而引起乳头水肿和肝胰壶腹括约肌痉挛，最终导致重症急性胰腺炎发病。

4. 其他病因

如壶腹乳头括约肌功能不良、药物和毒物、逆行性胰胆管造影（ERCP）后、十二指肠乳头旁憩室、外伤、高钙血症、腹部手术后、胰腺分裂、壶腹周围癌、胰腺癌、血管炎、感染（柯萨奇病毒、腮腺炎病毒、获得性免疫缺陷病毒、蛔虫症）、自身免疫（系统性红斑狼疮、干燥综合征）、α_1-抗胰蛋白酶缺乏症等。

三、发病机制

1. 胰腺的自身消化

重症急性胰腺炎的发病机制主要是胰液对胰腺及其周围组织自身消化的结果。正常人胰液在体内不发生自身消化，是因为有几种防御机制：①胰管上皮有黏多糖保护层；②胰腺腺泡有特异的代谢功能，可阻止胰酶侵入细胞内；③进入胰腺的血流中有中和胰酶的物质等。此外，胰蛋白酶等大部分胰酶在分泌时以不激活的状态存在，即以酶原的形式存在，此时无自身消化作用。上述的正常防御功能遭到破坏，如胰管阻塞、刺激胰酶分泌的作用突然增加，感染的胆汁或十二指肠液侵入腺泡等因素，均可导致胰管内压增加、腺泡破裂，暴发性地释放出所有胰酶，包括蛋白酶、脂肪酶和淀粉酶等，从而造成了胰酶的自身消化。

此外，在急性胰腺炎时许多酶系统也被激活：①胶原酶可使炎症扩散；②弹性硬蛋白酶可损害血管壁，引起出血；③蛋白水解酶复合体可使组织坏死进一步蔓延、扩散；④脂肪酶可以使胰周脂肪组织（如肠系膜根部、小网膜囊、腹膜后间隙、肾床、主动脉两侧、盆腔等）形成脂肪坏死区，钙离子和坏死的脂肪结合形成皂化斑，这是血钙下降的原因之一。同时，胰腺本身的坏死组织分解溶化后可产生血管活性物质，如血管舒缓素、激肽及前列腺素等，使周围血管张力降低，加上胰周大量液体渗出、血容量锐减、血压下降均可进一步造成循环功能紊乱以及肾脏损害。此外，坏死毒素中尚有心肌抑制因子和休克肺因子，可以引起心、肺功能的损害。各器官功能障碍还可涉及肝脏和中枢神经系统等，所有这些病变统称为“酶性休克”。

2. 细胞因子在致病中的作用

炎性细胞因子在急性胰腺炎导致的全身性炎症中起重要作用。在急性胰腺炎中炎性细胞因子互相关联和累积，可导致血管渗漏、低血容量、多系统器官衰竭等危象的发生。研究证明，急性胰腺炎受损的胰腺组织作为抗原或炎症刺激物，激活了巨噬细胞而释放出炎症介质，造成细胞因子网络和免疫功能紊乱，很可能就是急性胰腺炎易于从局部病变迅速发展为全身炎症综合征（SIRS）以及多系统器官衰竭的重要原因。2008 年有学者报道重症急性胰腺炎合并脓毒败血症的患者，其免疫功能及激素水平均发生变化，54.3%的患者因血中胰岛素和 C 肽减少而发生高血糖；47.3%的患者早期皮质醇含量增高，当合并脓毒败血症时，其中的 67.3%患者出现皮质醇及 T 淋巴细胞活性下降，免疫应答细胞减少。脓毒败血症时补体系统的连锁反应可激活产生 C3a、C4a、C5a 等过敏毒素，这些毒素均使血管渗透性增加，促进细胞因子释放，TNF、IL−1、IL−6、IL−8 和 PAF 等增多。因而认为检测血液中此类细胞因子的浓度，有助于判断胰腺病变的严重程度、病情的发展和预后等。与此同时，急性胰腺炎患者也存在一些保护性细胞因子和内生性细胞因子拮抗剂，主要有：IL−2、IL−10、可溶性

TNF 受体（STNFR）和 IL-1 受体拮抗剂（IL-1 Ra），这些因子可用于治疗重症急性胰腺炎，减轻胰腺和其他脏器的损伤，缓解病情，改善预后，降低死亡率。

近年来人们注意到白细胞及其代谢产物，如细胞质、弹性蛋白酶等酶类物质和氮氧化合物等在加重胰腺的炎症反应中可能起一定作用，可导致多系统并发症的发生，同时还注意到微循环障碍可能是引起胰腺坏死的重要因素。

四、临床表现

1. 腹痛

腹痛是重症急性胰腺炎的主要临床表现之一，持续时间较长，如有渗出液扩散入腹腔内可致全腹痛。少数患者，尤其是年老体弱者可无腹痛或仅有轻微腹痛，对于这种无痛性重症急性胰腺炎应特别警惕，很容易漏诊。

2. 黄疸

如黄疸呈进行性加重，又不能以急性胆管炎等胆道疾病来解释时，应考虑有重症急性胰腺炎的可能。

3. 休克

常有不同程度的低血压或休克，休克既可逐渐出现，也可突然发生，甚至在夜间发生胰源性猝死，或突然发生休克而死亡。部分患者可有心律不齐、心肌损害、心力衰竭等。

4. 高热

在急性胰腺炎感染期，由于胰腺组织坏死，加之并发感染或形成胰腺脓肿，患者多有寒战、高热，进而演变为败血症或真菌感染。

5. 呼吸异常

早期可有呼吸加快，但无明显痛苦，胸部体征不多，易被忽视。如治疗不及时，可发展为急性呼吸窘迫综合征。

6. 神志改变

可并发胰性脑病，表现为反应迟钝、谵妄，甚至昏迷。

7. 消化道出血

可并发呕血或便血。上消化道出血多由于急性胃黏膜病变或胃黏膜下多发性脓肿所致；下消化道出血多为胰腺坏死穿透横结肠所致。

8. 腹水

合并腹水者几乎都为重症急性胰腺炎。腹水呈血性或脓性，腹水中的淀粉酶常升高。

9. 皮肤黏膜出血

患者的血液可呈高凝状态，皮肤黏膜有出血倾向，常有血栓形成和局部循环障碍，严重者可出现弥散性血管内凝血（DIC）。

10. 脐周及腰部皮肤表现

部分患者的脐周或腰部皮肤可出现蓝紫色斑，提示腹腔内有出血、坏死以及血性腹水。脐周出现蓝紫色斑者称为 Cullen 征，腰部皮肤出现蓝紫色斑者则称为 Grey-Turner 征。

五、辅助检查

1. 血、尿淀粉酶

一般急性胰腺炎患者的血、尿淀粉酶均呈 3 倍以上的升高，若在升高的基础上又突然明显降低，则提示预后不良。

2. 血清正铁血红蛋白（MHA）、C-反应蛋白（CRP）

当腹腔内有游离血液存在时，MHA 可呈现阳性，有助于重症急性胰腺炎的诊断。坏死性出血性肠炎、肠系膜血管阻塞时也可以出现 MHA 阳性，应注意鉴别。发病 72 小时后 CRP >150mg/L，提示胰腺组织坏死。

3. 血常规、血气分析、生化指标

血常规 WBC>12.0×10^9/L，血气 pH<7.3，BE<-3，伴发 ARDS 时氧分压<60mmHg，生化指标乳酸>2.0mmol/L，低钙血症（血钙<1.87mmoL/L），伴发急性肾衰竭时 Scr>176.8μmol/L，伴发凝血功能障碍时 PT、APTT 时间均延长。

4. 腹部 X 线平片

如有十二指肠或小肠节段性扩张或右侧横结肠段充气梗阻，常提示有腹膜炎及肠麻痹的存在。前者称为警哨肠曲征，后者称为结肠切割征，多与重症急性胰腺炎有关。

5. B 超

可发现胰腺明显肿大、边缘模糊、不规则、回声增强、不均匀等异常，胰腺中还可有小片状低回声区或无回声区。

6. CT

是诊断重症急性胰腺炎的重要手段，准确率可达70%～80%。可显示胰腺和胰后的图像。重症急性胰腺炎可见肾周围区消失、网膜囊和网膜脂肪变性、密度增厚、胸腔积液、腹水等病变。根据炎症的严重程度分级为A～E级。A级：正常胰腺。B级：胰腺实质改变，包括局部或弥漫的腺体增大。C级：胰腺实质及周围炎症改变，胰周轻度渗出。D级：除C级外，胰周渗出显著，胰腺实质内或胰周单个液体积聚。E级：广泛的胰腺内、外积液，包括胰腺和脂肪坏死、胰腺脓肿。D～E级：临床上为重症急性胰腺炎。

六、诊断

（一）诊断要点

具备急性胰腺炎的临床表现和生化改变，且具下列之一者：局部并发症（胰腺坏死，假性囊肿，胰腺脓肿）；器官衰竭；Ranson≥3；APACHEⅡ评分≥8；CT分级为D、E。

有助于重症急性胰腺炎的诊断：①有暴饮、暴食、外伤、手术、肾衰竭等诱导因素；②原有胆道疾患，突然发生持续性上腹部剧痛，并且血象和尿素氮明显升高，血钙低于正常；③凡病情危重、有黄疸和休克的急腹症，或原因不明的急腹症患者，都应做血、尿淀粉酶检查；④对诊断不明的可疑病例，除常规进行B超检查外，尚须进一步做诊断性腹腔穿刺检查，如发现腹水为血性、无臭味，镜检主要成分为红细胞、正铁血红蛋白升高、多核细胞增多、涂片无细菌，腹水中的淀粉酶升高，则应考虑为重症急性胰腺炎；⑤病情复杂、诊断不能明确的急腹症患者，经内科治疗后病情仍无好转，甚至恶化，则应在12～24小时内行急诊手术，通过剖腹探查明确诊断。

（二）并发症

1. 全身并发症

包括ARDS、急性肾衰竭、心肌损伤、凝血功能障碍、胰性脑病、肠梗阻、消化道出血等。

2. 局部并发症

（1）急性液体积聚：发生于病程早期，胰腺内或胰周或胰腺远隔间隙液体积聚，并缺乏完整包膜。

（2）胰腺坏死：增强 CT 检查提示无生命力的胰腺组织或胰周脂肪组织。

（3）假性囊肿：有完整非上皮性包膜包裹的液体积聚，内含胰腺分泌物、肉芽组织、纤维组织等。多发生于急性胰腺炎起病 4 周以后。

（4）胰腺脓肿：胰腺内或胰周的脓液积聚，外周为纤维囊壁。

（三）鉴别诊断

1. 急性胆囊炎、胆石症

急性胆囊炎、胆石症与重症急性胰腺炎有相似之处，但两者还是有明显的区别。急性胆囊炎、胆石症的疼痛多位于右上腹，并向右肩部放射，常有反复发作史，多伴有畏寒、发热、寒战及黄疸；而重症急性胰腺炎的疼痛多位于上腹部，疼痛较急性胆囊炎或胆石症更为剧烈，且向左侧腰部放射，疼痛一般不能被镇痛解痉剂所缓解。重症急性胰腺炎的血、尿淀粉酶常升高，而急性胆囊炎、胆石症患者的血、尿淀粉酶多正常，若为胆源性胰腺炎，临床上则更难鉴别，常在手术中方能明确诊断。

2. 消化性溃疡急性穿孔

本病与急性胰腺炎的鉴别诊断比较困难，但典型的胃、十二指肠溃疡穿孔患者多有慢性溃疡病史，穿孔前有长短不一的消化性溃疡发作症状，并且有突然出现的全腹痛，体格检查可发现腹壁呈板状腹，肝浊音界缩小或消失，肠鸣音消失，X 线检查可见膈下游离气体，血、尿淀粉酶正常，腹腔穿刺的抽出液内偶可见有食物残渣。

3. 胆道蛔虫症

突然发病，多见于儿童及青壮年，上腹部剑突下的钻顶样疼痛，疼痛的发作与缓解无规律性。主要临床特点为症状严重，但体征轻微，血、尿淀粉酶正常，若合并有急性胰腺炎，则淀粉酶可升高。

4. 肠系膜血管栓塞

腹痛多位于中腹部，疼痛不如急性胰腺炎严重，但腹胀较急性胰腺炎明显，肠管坏死后腹痛可缓解或消失，有时伴有休克。

5. 急性肠梗阻

常有剧烈的腹痛，并伴有呕吐，淀粉酶可升高，特别是高位绞窄性肠梗阻。肠梗阻患者腹痛的阵发性加剧较重症急性胰腺炎更为明显，腹痛时伴有肠鸣音亢进，呕吐后腹痛即可缓解。腹部检查可见肠型，腹部 X 线检查可见肠腔有多个气液平面。

6. 急性肾绞痛

急性胰腺炎有时需与左肾及左输尿管结石相鉴别，由泌尿系统结石引起的肾绞痛多为阵发性绞痛，向会阴部放射，并合有血尿、尿频、尿急、尿痛等尿路刺激症状。

7. 心肌梗死

由于重症急性胰腺炎常有心血管系统的损害，心电图上也可出现心肌梗死样改变，故与冠状动脉粥样硬化性心脏病、心肌梗死的鉴别十分重要。心肌梗死多有冠心病史，胸前有压迫感和胸闷，心电图常有各种心肌梗死表现，肌酸磷酸激酶升高，多无急腹症表现。

七、治疗

重症急性胰腺炎的诊治工作应尽可能在重症监护病房（ICU）中进行，并采取积极有效的措施，以阻止病情的进一步恶化，尽力挽救患者的生命。重症急性胰腺炎的治疗包括禁食，胃肠减压，止痛，补充水、电解质，纠正酸碱平衡失调，预防和控制感染，抑制胃液和胰液的分泌，器官功能维护等，必要时手术治疗。

1. 液体复苏

发病早期重症急性胰腺炎患者常存在液体不足。方法：①在血流动力学监测指导下，进行液体复苏，早期达到复苏目标；②中心静脉压（CVP）8～12mmHg；③平均动脉压>65mmHg；④尿量>0.5mL/（kg·h）；⑤中心静脉或混合静脉血氧饱和度（SvO_2）>0.70。若 CVP 达 8～12mmHg，SvO_2<0.70，则根据血红蛋白浓度，输注浓缩红细胞比容到达 0.30 以上，若 SvO_2 仍然低于 0.70，则给予多巴酚丁胺以达到复苏目标；⑥血管活性药物应用的指征，如果

出现严重威胁生命的低血压，在积极液体复苏的同时，早期开始应用升压药；或者经过积极的液体复苏，平均动脉压仍然低于60mmHg时用升压药。升压药首选去甲肾上腺素。

2. 解痉镇痛

重症急性胰腺炎时的腹痛可使胰腺分泌增加，加重壶腹括约肌痉挛，使已存在的胰管或胆管内压力进一步升高。剧烈的腹痛还可引起或加重休克状态，甚至导致胰–心反射而发生猝死，因此迅速而有效地缓解腹痛有着十分重要的意义。止痛的方法：麻醉剂或患者控制麻醉法、丁溴东莨菪碱、硫酸镁等。

3. 胰酶抑制剂

加贝酯为目前临床应用比较广泛的一种人工合成胰酶抑制剂，是从大豆中提取的小分子胰酶拮抗剂。对胰蛋白酶、缓激肽、纤维蛋白溶酶、磷脂酶C、凝血酶、磷脂酶A_2均有抑制作用，还有松弛壶腹括约肌、增加肝血流量、降低肺动脉压的作用，临床应用能缓解症状，降低死亡率。

4. 生长抑素

生长抑素已广泛用于重症急性胰腺炎的治疗，它能改善临床症状、减少并发症、降低死亡率，对胰瘘和肠瘘也有较好的疗效。

5. 预防和治疗感染

重症急性胰腺炎发生后感染率迅速上升，病情进一步加重，为此可常规使用有效的抗菌药物。对抗菌药物的选择应注意以下几点：①要能保持抗菌药物在血液、胰液和胰组织中的浓度，该浓度足以抑制引起胰腺感染的致病菌，也可预防和控制胰腺周围、肺、肝等处的感染；②要具有透过血–胰屏障的性能，一般来说，脂溶性高、亲水性小的抗生素比较容易透过血–胰屏障，能在胰液及胰腺组织内达到有效的高浓度，如头孢拉定、头孢噻肟，喹诺酮类的环丙沙星、氧氟沙星以及甲硝唑、泰能等均属此类药物；③抗生素与血清蛋白结合率越低，游离抗生素的浓度越高，胰腺中药物的浓度也就越高；④抗生素的pH值越高，其在胰腺组织中有效浓度就越高。

6. 腹腔灌洗

属于非手术疗法，是抢救重症急性胰腺炎患者生命的重要措施，对缓解症状、控制感染和治疗多系统器官衰竭等严重并发症有良好的疗效。在施行灌洗治疗时有几点需要注意：①宜早不宜晚，应在确诊后48小时内进行，若施行过晚炎性渗出物已在胰周、肠襻之间形成了蜂窝样分隔，会影响灌洗效果；②要充分，每次灌洗时患者需平卧，以便灌洗液充分流入腹腔各个部位，特别是胰周、膈下和结肠旁沟，可尽早、尽快地将含酶、含毒素的腹水及胰腺坏死碎屑冲洗干净，这对阻止病变发展、缓解病情十分重要；③根据血生化检测指标增减加入灌洗液中的电解质、抗生素、葡萄糖等，一般不加抗凝剂以免加重出血。

7. 持续血液净化治疗

适应症：①伴急性肾功能衰竭，或尿量<0.5mL/（kg·h）。②早期伴2个或2个以上器官功能障碍者。③早期高热（39℃以上），伴心动过速、呼吸急促，经一般处理效果不明显者。④伴严重水、电解质紊乱者。⑤伴胰性脑病者，或毒性症状明显者。

8. 机械通气和氧疗

所有患者入院后，均应在血气检查后进行氧疗。呼吸次数>35次/分，并且氧分压< 70mmHg或二氧化碳分压>60mmHg的患者可以考虑机械通气。

9. 中药治疗

早期应用通里攻下中药，如大承气汤等对多系统器官衰竭有一定的预防作用。通里攻下的中药如大黄等有恢复肠蠕动、保护肠黏膜屏障功能，能减少肠源性感染及肠源性内毒素血症的发生；大黄还具有减轻胰腺出血与坏死的程度、抑酶、抑菌、导泻、解除壶腹括约肌痉挛等作用。清热解毒及活血化瘀类中药则具有改善腹腔脏器的供血、减少炎性渗出、促进炎症消散及减少脓肿形成等作用。

10. CT引导下经皮导管引流术

以往重症急性胰腺炎一旦发生感染，首选的治疗方法是手术治疗，但手术治疗的死亡率高，特别是在脓毒败血症合并多系统器官衰竭的情况下，手术的风险极大。因此，对此类患者行非手术治疗是一种重要的可供选择的方法，CT引导下经皮导管引流术即为其中之一。患者发病后24~48小时内做增强CT，以明确胰腺的坏死部位与面积；在CT引导下经腹腔放置10~28F的导管，导管放置后先抽尽腹腔内的液体，然后用生理盐水或甲硝唑冲洗，尽可能把坏死的碎屑和渗出物冲洗干净，以后每8小时冲洗1次，必要时更换不同型号的引流管。

当24小时引流量<10mL，CT证实坏无效腔已消失且无瘘管存在时即可拔管。本法治疗感染性重症急性胰腺炎安全有效，需患者与经治医师的耐心与信心。目前也采用B超引导下进行经皮穿刺引流，这种方法可能更为实用。

11. 营养支持

重症急性胰腺炎患者可出现严重的代谢功能障碍，同时处于高代谢状态，蛋白质和热量的需要明显增多。肠内营养能使肠黏膜维持正常细胞结构和细胞间连接以及绒毛高度，使肠黏膜的机械屏障不至受损，肠道固有菌群正常生长，维持了生物屏障作用；同时肠道菌丛正常生长，维持了肠道菌群的恒定，并有助于肠道细胞正常分泌sIgA。近年来有学者主张行早期肠内营养支持，发现重症急性胰腺炎发病48~72小时内行肠内营养是安全、可行的，并能降低脓毒症的发生。因此在重症急性胰腺炎早期要努力恢复肠内功能，贯彻“如果肠内有功能，就应使用肠道”的原则。对于无法早期应用肠内营养的重症急性胰腺炎患者，早期行全胃肠外营养也是必要的。一般来说完全胃肠外营养可为患者提供全面的营养素，达到早期营养支持的目的，在患者的水、电解质紊乱和酸碱平衡失调得到纠正后即可使用。静脉输注脂肪乳剂是安全的，但高脂血症（特别是高三酰甘油血症）者忌用。待患者胃肠蠕动功能恢复、腹胀消失后即可进行完全胃肠内营养。

12. 胰腺假性囊肿的处理

急性胰腺炎后合并胰腺假性囊肿的患者中，有25%~50%的囊肿可自行消失。但直径超过5cm、存在的时间在6周以上的假性囊肿可能会发生感染、出血、破裂等并发症，因此应进行减压治疗。可在B超、CT引导下进行穿刺引流，也可使用内镜进行囊肿-胃吻合术或囊肿-十二指肠吻合术，通过在假性囊肿和胃之间插入双面猪尾巴导管进行引流。3~4周后复查CT，如囊肿已闭合，即可拔除引流导管。如果ERCP中发现造影剂能进入假性囊肿内，说明囊肿与胰管是相通的，此时可通过主胰管把导丝插入囊肿内进行减压治疗，但此法有一定的难度和风险，可造成胰腺的继发感染与坏死等不良后果，须慎重使用。

13. 手术治疗

早期采取以维护器官功能为目的的非手术治疗，无菌性坏死采用非手术治疗，胰腺和（或）胰周坏死合并感染宜行手术治疗。术中有限制地清除坏死组织，术后在胰周和腹膜后用双套管持续冲洗引流，尽量去除腹膜后坏死组织和渗出物。

八、研究进展

1. 糖皮质激素

重症急性胰腺炎的发生与多种炎性介质有关，而核因子-κB（NF-κB）在调控炎性介质基因表达方面起着重要作用。NF-κB 的活化可能是重症急性胰腺炎重要的细胞内早期事件，糖皮质激素（地塞米松）抑制 NF-κB 活化，增加抑制蛋白 IκB 表达，继而可抑制炎症细胞因子的转录、合成，限制炎症反应。临床上大剂量激素作为非特异性治疗方法，在减轻全身炎性反应方面起到良好的效果。

2. 高渗盐水

7.5%高渗盐水（HS）能提高机体血容量，改善微循环，增强心脏功能，改善血流动力学，减轻血管内皮细胞肿胀及肺泡内皮细胞肿胀，减少组织器官淤血和水肿，减轻全身炎症反应。

3. 细胞因子和血管活化因子拮抗剂——昔帕泛

可有效减轻症状，减少器官衰竭的发生，降低死亡率。

4. 乌司他丁

对胰蛋白酶、α_2-糜蛋白酶、透明质酸酶等有抑制作用；能抑制炎性介质、溶酶体酶的释放，具有稳定溶酶体膜、清除氧自由基等作用，对轻型和重型胰腺炎均有较好的疗效，不良反应少。

5. 钙通道阻断剂

维拉帕米、硝苯地平等具有扩张血管、改善胰腺血供、防止胰腺腺泡细胞钙超载而起保护作用。可阻止胰腺炎由轻型向重型的发展，限制胰腺坏死，改善急性胰腺炎的预后。

第六章

内分泌系统急危重症

第一节　垂体危象

垂体危象为严重的内科急症，是指垂体卒中或未诊断和治疗不当的慢性垂体前叶功能减退的患者，在某些诱因或应激情况下发生的严重急性垂体前叶功能减退。其临床特点是低血糖、低血压、低体温、意识障碍及昏迷等肾上腺皮质和（或）甲状腺功能减退的表现。

一、病因

垂体前叶功能减退的病变部位可能原发于垂体前叶本身，亦可能继发于下丘脑。由于下丘脑的促垂体前叶激素（或因子）缺乏，以致垂体前叶功能减退；下丘脑与垂体联系中断，致下丘脑的促垂体前叶激素（或因子）不能下达垂体前叶亦可引起。导致垂体前叶功能减退的原因，常见的有：①产后垂体缺血性坏死，其所导致的垂体前叶功能减退又称希恩综合征、海绵窦血栓形成；②垂体及下丘脑肿瘤，如垂体嫌色性细胞瘤、颅咽管瘤、脑膜瘤、异位松果体瘤、空泡蝶鞍等；③头颈部放射治疗，如照射野包括下丘脑、垂体，则可因下丘脑和（或）垂体受损而致垂体前叶功能减退；④感染，如垂体脓肿、结核、梅毒等，脑膜炎、脑炎亦可影响下丘脑促垂体前叶激素（或因子）的合成和（或）下达；⑤垂体切除术后；⑥垂体卒中；⑦颅脑创伤、垂体柄破坏；⑧其他一些全身性疾病，如结节病、淋巴瘤、白血病、黄色瘤、严重营养不良等亦可使下丘脑、垂体受损以致功能减退；⑨一些垂体前叶功能减退病因未明，可能与自身免疫有关。

垂体卒中系垂体肿瘤急性出血坏死引起骤然发生出血、梗死、坏死使垂体突然增大，压迫垂体和周围组织所引起的急性神经、内分泌综合征称为垂体卒中，3%~8%垂体肿瘤的患者可以发生，常见于生长激素、促肾上腺皮质激素的肿瘤。发病机制可能由于肿瘤生长过快，血流供应不足以致发生缺血和坏死，抗凝和放射治疗可能为诱发因素。虽然垂体肿瘤的出血坏死可导致垂体前叶功能减退，但其急性期的临床表现则主要由垂体内发生急性出血压迫下丘脑及生命中枢所致。

二、诱因

（1）慢性垂体前叶功能减退患者突然停药或减量，或治疗不当，如治疗垂体危象时，在使用肾上腺皮质激素前大量补充甲状腺激素。

（2）感染、手术、麻醉、创伤、精神刺激、饥饿、寒冷和中暑。

（3）使用过量胰岛素或口服降糖药、镇静安眠剂、镇痛剂、降压药、利尿药和抗凝血药。

（4）急性呕吐、腹泻或大量利尿。

（5）某些检查，如脑血管造影、气脑造影和腰穿。

三、发病机制

垂体前叶功能减退可引起继发性肾上腺皮质和（或）甲状腺功能减退，其所分泌的皮质醇和（或）甲状腺激素已不足以适应机体日常的需要；当感染、寒冷、饥饿、呕吐、腹泻、失水、手术、创伤、麻醉等应激情况时，机体对皮质醇和（或）甲状腺激素需要量增加，原已有的皮质醇和（或）甲状腺激素更不能满足机体的需要，从而导致危象的发生。所以，垂体危象是垂体前叶功能减退所引起的继发性肾上腺皮质和（或）甲状腺功能减退病情的进一步发展，其发病机制主要是由于皮质醇分泌不足所致，而甲状腺激素分泌不足可与皮质醇不足一并成为垂体危象的致病原因。但垂体危象可以单由继发性肾上腺发质功能减退引起，而单独由继发性甲状腺功能减退引致者则较少见。

垂体肿瘤出血是垂体卒中的主要原因，是颅内其他肿瘤的4~5倍。这与其血液供应有密切关系。垂体门脉系统是通过垂体柄为垂体前叶供应血液的唯一供血系统，且血管无交叉重叠，缺血时不易建立侧支循环，尚有不少发现垂体瘤有血管异常，呈窦状，壁薄而脆，易破裂出血，故极易因鞍上肿瘤压迫导致梗死、坏死、破裂出血；有内分泌功能的垂体肿瘤生长旺盛，血供相对不足，导致肿瘤退行性变，坏死出血，导致垂体卒中，引起周围组织压迫症状和严重垂体功能减退。

四、诊断

（一）临床表现

患者在发病前多已有性腺、甲状腺、肾上腺皮质功能减退的症状与体征，如面色苍白，皮肤色素减少，消瘦，产后缺乳，头发及阴毛、腋毛脱落，闭经，性欲减退，生殖器及乳房萎缩，怕冷，反应迟钝，虚弱乏力，厌食，恶心，血压降低等。本病起病急骤，大多数患者则在应激或服用安眠镇静药情况下发病，少数患者则可由于使用甲状腺激素治疗先于肾上腺皮质激素，代谢率增加使肾上腺皮质功能减退进一步加重。在诱发因素作用下，患者易发生意识不清和昏迷。

临床表现有多种类型，其中以低血糖型为多见。

（1）低血糖型。此型较多见，由于垂体功能减退和其升糖激素缺乏，肝糖原贮备不足，糖异生减弱，血糖降低时不能及时升高血糖，患者每于清晨空腹时发病，感头晕、出汗、心慌，精神失常，癫痫样发作，最后进入昏迷，血糖 < 2.5 mmol/L。

（2）高热型。多因感染引起者，患者高热（体温可达40℃），瞬即显现神志不清、昏迷，多伴有血压降低甚至休克。

（3）低体温型。多发生于冬季，严重者体温可低于30℃，四肢冰冷，皮肤苍白、干燥，脉弱缓慢，系由于甲状腺功能减退所致。

（4）水中毒型。患者皮质醇不足，对水负荷后的利尿反应较差，因此在饮水过多或进行水试验时容易引起水中毒，引起脑细胞水肿，表现有恶心、呕吐、烦躁不安、抽搐、昏迷等。

（5）垂体卒中型。起病突然，并伴有颅内高压和脑膜刺激征，患者感剧烈头痛，恶心、呕吐，视力减退以至失明，继而意识障碍以至昏迷，多有脑膜刺激征。脑脊液检查可发现红细胞、含铁血黄素、蛋白质增高等；患者在起病前已有肢端肥大症、库欣综合征、纳尔逊（Nelson）综合征等临床表现与体征，但在无功能的垂体肿瘤则可缺如。

（6）垂体切除后昏迷。垂体肿瘤或糖尿病视网膜病变等需作垂体切除治疗的患者，术后可因局部损伤、出血和垂体前叶功能急剧减退以致昏迷不醒，患者可有大小便失禁，对疼痛刺激仍可有反应，血压可以正常或偏低，如术前已有垂体前叶功能不全和（或）手术前后有水、电解质平衡紊乱者则更易发生。

（7）失钠、循环衰竭型。常表现为急性胃肠炎和胃肠功能紊乱，循环衰竭。

（8）混合型。即上述表现的综合存在，不以某一症状和系统为突出表现。

（二）辅助检查

血糖、血钠低下，严重者血糖可降至1.1~2.0mmol/L（20~36mg/dl）。尿17-酮类固醇、17-羟类固醇水平低下，血浆促肾上腺皮质激素（ACTH）、皮质醇降低，嗜酸粒细胞直接计数常在0.3×10^9/L（300/μl）以上。甲状腺摄^{131}I功能低下，血浆促甲状腺激素（TSH）、三碘甲状腺原氨酸（T_3）、甲状腺素（T_4）浓度水平降低；血浆尿促卵泡素（FSH）、黄体生成素（LH）、雌二醇（E_2）、睾酮、黄体酮等浓度水平均降低。促甲状腺激素释放激素（TRH）、黄体生成激素释放激素（LRH）兴奋试验有助于鉴别病变部位在下丘脑或垂体：①TRH兴奋试验，静脉注射TRH 200μg，15~30分钟后TSH、催乳素（PRL）明显升高者提示垂体分泌TSH、PRL贮备功能正常，反应低下者提示垂体前叶功能低下，延迟反应者提示垂体前叶功能低下系由于下丘脑病变所致。②LRH兴奋试验，静脉注射LRH 100μg，15~30分钟后FSH、LH较基础升高3~5倍为正常反应，反应低下提示垂体前叶功能减退，反应延迟提示病变部位在下丘脑。ACTH兴奋试验呈延迟反应。垂体卒中患者，急性期血浆皮质醇和T_3、T_4正常，稍后才出现皮质醇降低，T_3、T_4降低出现的时间则较皮质醇出现降低的时间为晚。

（三）诊断要点与鉴别诊断

根据临床表现和有关病史，发病前已有肾上腺、甲状腺、性腺功能减退的症状与体征，在诱发因素下出现垂体危象的临床表现，应考虑可能为本病。诊断的确立有赖于垂体-肾上腺和垂体-甲状腺轴的检查，除有肾上腺、甲状腺等靶腺功能不足（血浆皮质醇和 T_3、T_4 浓度水平降低）外，还需有垂体前叶功能减退（血浆 ACTH、TSH 浓度水平降低，ACTH 兴奋试验延迟反应）的依据。病变部位在垂体或下丘脑，可通过 TRH 兴奋试验、LRH 兴奋试验进行诊断。本病主要的临床表现为低血糖、高热或低体温、低血压、昏迷，因此需与其他原因所致者，如肝昏迷、尿毒症、糖尿病酮症酸中毒昏迷、糖尿病非酮症性高渗性昏迷、药物中毒、中枢神经系统感染、颅脑外伤、脑血管意外，以及各种原因所致的休克等进行鉴别。本病既往有特殊的慢性病史，危象的发生大多有急性诱因，而其他原因引起者均有其各自的临床特点，可资鉴别。垂体卒中大多数有垂体肿瘤的症状与体征，X 线蝶鞍照片和计算机 X 线断层摄影（CT）检查有肿瘤的依据，起病急骤，脑脊液检查有红细胞、含铁血黄素和蛋白质增加，脑血管造影可与动脉瘤出血鉴别。

当患者病史不清或昏迷时应注意以下特点，有其中一点就应考虑垂体危象的可能。

（1）女性患者有产后大出血或高热史，产后一直无乳、闭经。男性患者平时有性欲减退、阳痿史。

（2）曾有严重的颅内感染，颅底骨折、外伤，或颅内中路术后和放疗史，或白血病、淋巴瘤等病史，伴不明原因的低体温、低血糖、低血压或低钠，循环衰竭。

（3）毛发和（或）眉毛稀疏，腋毛和阴毛脱落，乳房萎缩，乳晕变浅，皮肤苍白、干燥、无弹性，四肢冰冷，血压偏低，脉缓弱。

（4）平时抵抗力低，反复感染，轻度感染即可引起严重症状，发生高热、休克和意识改变。

（5）难以解释的体质虚弱、厌食、慢性吐泻、困倦、嗜睡和不明原因的精神症状。

五、治疗

垂体危象虽然是继发性肾上腺皮质和（或）甲状腺功能减退病情的进一步发展，但威胁患者生命的最主要为肾上腺皮质功能减退，故治疗应以此为重点。根据垂体危象的临床类型进行针对性的治疗，当然可取得理想的效果，但由于垂体危象是内科急症，通过实验室检查等进行分型才予治疗，势必延误治疗时机甚至危及患者生命。鉴于本病发生低血糖较多，且治疗上应以纠正肾上腺皮质功能使皮质激素水平回复正常为首要措施，因此在拟诊为垂体危象的患者于采血进行血糖、血钠、血尿素氮、尿钠、血浆渗透压及有关激素等检查后，不必等待检验结果，迅速按以下措施进行治疗。

（1）先给予50%的葡萄糖液40~60mL静脉注射，继而予10%的葡萄糖液或5%的葡萄糖氯化钠液静脉滴注，不可骤然停止以免发生继发性低血糖，可同时加入皮质激素，以避免内源性胰岛素分泌过多引起低血糖。密切监测血糖变化，及时纠正低血糖。

（2）补充糖皮质激素是治疗垂体危象的关键，不但可使肾上腺皮质激素不足得到补充，而且可使血糖稳定，不致因给予葡萄糖使内源性胰岛素分泌再度引起低血糖。剂量于开始治疗第1小时静脉给予氢化可的松100mg，以后每6~8小时给予100mg。第1天用量可达300~500mg，以后可根据病情改善情况，每日减少剂量30%~50%，直至改用可的松或氢化可的松口服维持。严重感染、休克、循环衰竭者可加量，病情稳定后改维持量口服，低体温有甲状腺功能减退的昏迷患者，氢化可的松的用量不宜过大，以免抑制甲状腺功能而使病情加重。

（3）有呕吐、腹泻等失钠病史及血容量不足者，需补充5%葡萄糖氯化钠液及生理盐水。补充生理盐水量根据血钠、失水量等而定。

（4）低体温的患者，主要为保温和使用甲状腺激素，使体温逐渐恢复正常。室温可用暖炉或空调设备调至21~24℃，患者用毛毯保温，甲状腺激素需在给予氢化可的松治疗后才予使用，以免加重肾上腺皮质功能不全，使病情恶化，可使用左旋三碘甲状腺原氨酸（L-T_4）首日200~500μg静脉注射，次日100~300μg，以后50~100μg直至清醒后改为口服。复温应逐渐进行，不宜过快，以每小时不超过1℃为宜。体温升高过快，可增加耗氧量并使周围血管扩张以致发生休克。因此，在复温过程中，需密切观察血压，及时补充血容量。

（5）对感染患者，主要是采用有效抗生素治疗；高热患者，可予物理降温。

（6）合并有低血压的患者，在给予糖皮质激素、补充血容量等治疗后，多能迅速纠正，必要时可给予全血或血浆。经上述治疗，如收缩血压仍$<$70mmHg，可使用间羟胺、去甲肾上腺素等血管活性药物。

（7）水中毒的患者，补充糖皮质激素后即能改善。能口服者即给予可的松50~100mg，以后每8~12小时25mg。不能口服者，可予氢化可的松100mg，加入10%的葡萄糖液250mL中静脉滴注，以后根据病情发展情况重复使用及调整剂量。还可以辅以小计量甲状腺激素制剂，必要时适当应用呋塞米等利尿剂。而对于无周围循环衰竭征象者，输液要适量，以免引起水中毒，加重病情。

（8）垂体卒中的治疗，主要是经蝶窦进行手术以去除对下丘脑及生命中枢的压迫，特别是视力呈进行性减退的患者，尤需立即进行。应急时，可予大剂量地塞米松，一方面可迅速减低颅内压，另一方面可补充肾上腺皮质激素的不足。剂量先以4mg，加入50%的葡萄糖液中静脉注射，然后加入5%~10%的葡萄糖液中以每小时4mg的速度静脉滴注。

（9）垂体手术后所引起的危象，除按上述方法补充糖皮质激素、甲状腺激素外，主要是及时纠正水、电解质平衡紊乱，防治感染等并发症。

（10）支持治疗：补充足量维生素、能量、白蛋白，加强机体抵抗力，改善营养状态，防治并发症。

垂体危象患者严禁使用吗啡、氯丙嗪、巴比妥等中枢神经抑制剂及麻醉剂，因可导致昏迷或使昏迷加重；对胰岛素及口服磺胺类药物十分敏感，可发生严重低血糖以至昏迷，亦不宜使用，必须使用时要小心谨慎，密切监测血糖及病情变化，防止低血糖的发生。本病经积极治疗后多能迅速改善，但大部分患者需使用激素终身替代治疗。在使用激素替代治疗的患者不能随意中断，在应激情况时需将治疗剂量加大，以免危象再次发生。

第二节　肾上腺危象

一、概述

肾上腺危象亦称急性肾上腺皮质功能不全，是由于肾上腺皮质功能急性衰竭，皮质醇和醛固酮绝对或相对缺乏所致的内科急症。临床表现主要为高热（或无发热）、恶心、呕吐、失水、低血压、意识障碍以至昏迷，如能及时抢救，可挽救患者生命，否则死亡率很高。

肾上腺危象可发生于原有肾上腺皮质功能不全的基础上，亦可发生于肾上腺皮质功能良好的情况下。

1. 发生于肾上腺皮质功能减退基础上

（1）慢性原发性肾上腺皮质功能不全，或一些先天性肾上腺皮质疾病如先天性肾上腺皮质发育不全等所致的肾上腺皮质功能不全，在感染、手术、创伤、过劳、大汗、呕吐、腹泻、失水、分娩等应激状态下，机体需要肾上腺皮质激素的量增加，或在肾上腺皮质激素替代治疗过程中药物中断，均可使体内肾上腺皮质激素不能适应机体需要，从而诱发危象。

（2）垂体前叶减退症所导致的继发性肾上腺皮质功能不全在应激状态下未能及时补充肾上腺皮质激素，部分患者可能由于在皮质激素治疗之前使用甲状腺激素，或甲状腺激素剂量过大，从而使肾上腺皮质激素转换及代谢增速，以致体内肾上腺皮质激素不足。

（3）双侧肾上腺全切除、次全切除或一侧切除但对侧明显萎缩者，术后如未能及时予以合理的皮质激素替代治疗，易于在感染或劳累等应激状态下诱发危象。

（4）长期使用大剂量肾上腺皮质激素治疗的患者，在药物突然中断或撤退过速时，由于垂体-肾上腺皮质轴受外源性皮质激素长期反馈抑制，以致不能分泌足够的肾上腺皮质激素而导致危象。

2. 发生于肾上腺皮质功能良好基础上

（1）败血症：严重败血症可引起肾上腺危象，称为华弗综合征，系由于双侧肾上腺皮质出血、坏死所致。常见的致病菌为脑膜炎球菌，其次为流感杆菌、A族溶血性链球菌、金黄色葡萄球菌等。败血症所致的双侧肾上腺坏死可能为过度的促肾上腺皮质激素刺激和血液供应不足的结果，另一方面可能与弥散性血管内凝血（DIC）所致的肾上腺皮质出血和坏死有关。

（2）抗凝治疗：在肝素、双香豆素及其衍生物的治疗过程中，可引起双侧肾上腺皮质出血，多见于老年人。

（3）肾上腺静脉血栓形成：临床较少见，可发生于产后和严重烧伤患者。

（4）其他：白血病、癌转移、肾上腺静脉造影和癫痫持续状态，均可导致双侧肾上腺出血及坏死。

二、诊断

（一）临床表现

肾上腺危象大多起病急骤，表现为明显的疲乏、头痛、恶心、呕吐，常伴腹泻、腹痛，肋脊角疼痛及压痛（Rogoff 征）。由抗凝剂治疗所致者多于用药7~10天后发病，开始时感腹部不适、腹胀，继而剧烈腹痛伴腹肌紧张。肾上腺静脉血栓形成所致者，常突然剧烈腹痛，疼痛位于患侧脐旁肋缘下约7cm处，腹部柔软。体温可达40℃以上，为病情严重征象，但少数亦可体温不升。除继发于垂体功能减退者外，患者失水，皮肤干燥、弹性差，舌干；严重者机体失水总量达3L以上，以至循环衰竭、血压下降、少尿、无尿、肾功能减退、血尿素氮增高。血糖降低，患者常因此而导致抽搐。由于神经中枢代谢和功能受损，患者表现极度软弱、烦躁，进而淡漠、嗜睡，最后进入昏迷。严重败血症所致者，病情进展迅速，很快进入休克状态，常有皮肤瘀斑和出血点。少数肾上腺危象病例呈亚急性经过，开始时患者感疲乏、神志淡漠或烦躁不安，逐渐进入极度虚弱状态，最后出现虚脱和昏迷。

（二）辅助检查

大多数肾上腺危象患者可有电解质紊乱和低血糖。由于皮质醇和醛固酮不足使肾脏储钠功能和自由水排出障碍，远端小管排钾、氢和铵功能降低，出现低血钠、高血钾和轻度酸中毒，血清钠和钾比值可由正常的30 ∶ 1降至25 ∶ 1

以下。部分患者可出现轻度血钙升高；脱水和肾小球滤过功能降低可出现肾前性氮质血症，血尿素氮升高。嗜酸粒细胞直接计数常>0.3×10^9/L，提示肾上腺皮质激素不足。血皮质醇测定<275.9nmol/L（10μg/dL）或人工合成 ACTH 试验血浆皮质醇较治疗前升高<193.1nmol/L（7μg/dL），或绝对值<496.6nmol/L（18μg/dL），24 小时尿 17-羟皮质醇<10mg，提示肾上腺皮质储备功能低下。

（三）诊断要点与鉴别诊断

根据病史、临床表现以及有低血糖、低血钠、高血钾、嗜酸粒细胞增多和皮质醇、醛固酮不足的实验室依据，可考虑本病，如血皮质醇浓度水平降低、肾上腺皮质储备功能低下则诊断可以成立。本病应注意与尿毒症昏迷、肝昏迷、糖尿病酮症酸中毒昏迷和糖尿病非酮症高渗性昏迷等鉴别。根据病史、临床特点和实验室检查，鉴别诊断多无困难，且它们血皮质醇多升高，而肾上腺危象血皮质醇则降低。使用抗凝剂治疗的心肌梗死患者，由于双侧肾上腺皮质出血所致肾上腺危象需与心肌梗死所致的病情恶化鉴别。后者多无剧烈腹痛，腹肌不紧张，而且有血清天冬氨酸氨基转移酶增高和心电图异常等表现，血皮质醇不降低。

三、治疗

本病为内科危重急症，一经临床诊断即需进行抢救，不必等待血皮质醇等检验结果才开始。治疗包括纠正水、电解质紊乱，补充足够的皮质激素，治疗诱发因素和抗休克。

（1）抽取血标本测定皮质醇、醛固酮、钾、钠、钙、尿素氮、肌酐、血糖以及嗜酸粒细胞直接计数后，典型危象患者液体损失量约占细胞外液的 1/5，故应立即给予 5%葡萄糖氯化钠液或生理盐水静脉滴注。开始第 1 小时可给予 1 000mL，第 2~4 小时给予 1 000mL，以后可根据尿量、血细胞比容、血电解质情况适当调整滴注速度。第 1 天的补液量需 3 000~5 000mL。对老年及伴有心肺功能不全的患者进行补液时宜监测中心静脉压。如体重增加，皮肤有可陷性压痕，纠正血容量后尿量不增加，血清钠显著降低，中心静脉压升高，应警惕水中毒。此时应注意输入液量，必要时要限制水分输入。肾上腺危象的低血钠经补充生理盐水和皮质激素后多可纠正，不宜输入高渗盐水和高渗溶液，以免加重细胞脱水。对于以糖皮质激素缺乏为主，而脱水不甚严重者补盐水量应适当减少。

（2）有条件可于开始治疗的同时作人工合成 ACTH 试验。方法是于第 1 个 1 000mL液体中加入人工合成 ACTH250μg、地塞米松 10mg，在 60 分钟内均匀滴入，于治疗前及滴注后 30 分钟、60 分钟分别取血测定皮质醇浓度。

（3）如不作人工合成 ACTH 试验者，可给予氢化可的松治疗。开始用氢化可的松 100mg 静脉注射，使血皮质醇浓度达到正常人在发生严重应激时的水平。继以氢化可的松 200~400mg 加入补液中（浓度为 1 000mL 液体中加入氢化可的松 100mg）静脉滴注 24 小时，使最初 24 小时总量可达 400mg，第 2、第 3 天可减至 300mg，分次静脉滴注，如病情好转，继续减至 200mg/d，继而 100mg，呕吐停止，可进食者，可改为口服。当口服剂量减至 50~60mg/d 以下时，应加用 9α-氟氢可的松。盐皮质激素一般不必应用。

（4）血压下降，主要为纠正血容量，必要时可输注全血、血浆、人血白蛋白等。如补充血容量后收缩血压仍<70mmHg，可使用间羟胺或去甲肾上腺素。

（5）每 2 小时监测血钾、钠、血糖、CO_2 结合力等。治疗前的轻至中等度的低血钠、高血钾等给予 5%葡萄糖生理盐水、皮质激素等治疗后多能纠正。如血钾>6. 5mmol/L，可给予 1. 25%或 2. 5%碳酸氢钠 50~100mmol（4. 2~8. 4g），多能有效地降低血钾和改善心律失常。于迅速纠正血容量和应用皮质激素后，患者有足够的尿量排出时，可发生低血钾，应密切注意和及时补充。低血糖者静脉注射 50%葡萄糖液 40~60mL，随后以 5%葡萄糖氯化钠液维持。

（6）有条件时可作血气分析以了解酸碱平衡紊乱情况后进行治疗。轻度至中等度的酸中毒经上述治疗后能很快得以纠正，如血 pH<7. 2，或 HCO_3^-<10~12mmol/L，可给予碳酸氢钠纠正。

（7）有感染者使用有效抗生素。体温达 40℃或以上者，应予物理降温，使体温降至 39℃左右。使用抗凝剂治疗所致者可用鱼精蛋白。暴发型脑膜炎球菌败血症的发病与 DIC 有关，除使用抗生素外，可根据 DIC 情况给予肝素治疗。

（8）肾上腺危象多于治疗后 24 小时病情趋向稳定。治疗第 2 天以后的液体入量可根据患者失水情况、尿量、血压等予以调整，一般仍可给予 2 000~3 000mL。如患者开始清醒，呕吐停止，可予牛奶、肉汁、糖水、果汁等流质饮食，少量多餐，每 4 小时一次，可减少补液量。氢化可的松使用可按前 1 天的总量每日减少 30%～50%给予，或根据病情改为肌注或口服，逐渐减至氢化可的松 20～30mg/d 或可的松25～37.5mg/d 的维持剂量以替代治疗。根据病情需要，必要时还需补充盐皮质激素。

参考文献

[1] 方铭，胡敏．实用急诊手册［M］．北京：化学工业出版社，2019.

[2] 秦啸龙，中文龙．急诊医学［M］．北京：人民卫生出版社，2019.

[3] Shirley Ooi，Peter Manning. 急诊医学精要［M］．马青变，熊辉，译．北京：科学出版社，2018.

[4] 施海彬，张劲松，赵卫．急诊介入治疗学［M］．北京：人民卫生出版社，2018.

[5] 刘凤奎．急诊症状诊断与处理［M］．北京：人民卫生出版社，2018.

[6] 中华医学会．重症医学-2018［M］．北京：中华医学电子音像出版社，2018.

[7] 王新花，张力，李金霞．临床危重症诊治与监护［M］．北京：科学技术文献出版社，2018.

[8] 兰超，李莉．急诊 ICU 手册［M］．郑州：河南科学技术出版社，2019.

[9] 于学忠，陆一鸣．急诊医学［M］．北京：人民卫生出版社，2021.

[10] 李春盛．急诊科疾病临床诊疗思维．3 版［M］．北京：人民卫生出版社，2018.

[11] 杨毅，黄英姿．ICU 监测与治疗技术［M］．上海：上海科学技术出版社，2018.

[12] 贾大成．院前急救手册［M］．北京：人民卫生出版社，2021.

[13] 洛斯卡奥（Joseph Loscalzo）．哈里森呼吸及危重症医学［M］．王辰，译．北京：科学出版社，2018.

[14] 李圣青．呼吸危重症临床实践手册［M］．上海：复旦大学出版社，2021.

[15] 郭毅. 急诊医学 [M]. 北京：人民卫生出版社，2016.
[16] 马明信. 实用内科门诊急诊手册 [M]. 北京：北京大学出版社，2016.
[17] 曹小平，曹钰. 急诊医学 [M]. 北京：科学出版社，2015.
[18] 孟庆义. 急诊内科诊疗精要 [M]. 北京：军事医学科学出版社，2015.
[19] 王一镗. 王一镗急诊医学 [M]. 北京：清华大学出版社，2015.
[20] 杜斌，隆云. 危重症医学 [M]. 3 版. 北京：人民卫生出版社，2021.